La cura para la *fatiga*

Dra. Sohère Roked

La cura para la *fatiga*

Descubre cómo combatir
la fatiga y recuperar la vitalidad

La cura para la fatiga
Descubre cómo combatir la fatiga y recuperar la vitalidad

Título original: *The Tiredness Cure. How to Beat Fatigue and Feel Great for Good*
Publicado en inglés por Vermilion e impreso por Ebury Publishing.
A Random House Group Company

Primera edición: enero de 2015

D. R. © 2014, Dr. Sohère Roked

D. R. © 2014, derechos de edición mundiales en lengua castellana:
      Santillana Ediciones Generales, S.A de C.V., una empresa de
      Penguin Random House Grupo Editorial, S.A. de C.V.
      Blvd. Miguel de Cervantes Saavedra núm. 301, 1er piso,
      colonia Granada, delegación Miguel Hidalgo, C.P. 11520,
      México, D.F.

www.megustaleer.com.mx

D. R. © Diseño de cubierta: Ramón Navarro.
Traducción: Vicente Fernández Herrasti.

Comentarios sobre la edición y el contenido de este libro a:
megustaleer@penguinrandomhouse.com

ISBN 978-607-11-3562-9

Impreso en México / *Printed in Mexico*

Quisiera dedicar este libro a mi mamá y a mi papá.
Sin su amor, apoyo y sacrificios, no estaría
en donde estoy el día de hoy. Papá: me inspiraste
para convertirme en médico; si llego a ser la mitad de buena
de lo que fuiste tú como médico y como persona,
me habrá ido muy bien.

ÍNDICE

INTRODUCCIÓN

¿*Por qué están todos tan cansados todo el tiempo?* Como médico del Sistema de Salud Nacional, me formulo esta pregunta continuamente. ¿Por qué están tan cansados mis pacientes? ¿Por qué están exhaustos todos mis amigos? Diablos... ¿Por qué estuve tan cansado como para cancelar mi noche de viernes y bebidas para poder recostarme en el sofá y dormirme antes de las 11 p. m.?

Recuerdo haber conversado con una doctora con la que trabajé en 2008 sobre lo muy cansados que estábamos, esto mientras bebíamos sendas tazas de café para mantenernos despiertos el resto del turno. Comenté que ya me había resignado a estar cansado cada día del resto de mi vida; hacer las paces con eso es lo mejor que podía hacer. Ella me miró sorprendida y dijo que le maravillaba mi actitud zen al respecto. Asentí estoica, como si fuera una mujer que era condenada a la ejecución y lo aceptaba sin chistar.

¿Qué sucedió entre 2008 y 2014 que cambió tanto las cosas como para encontrarme a fin de cuentas escribiendo un libro sobre cómo vencer el cansancio? Como doctora practicante, me consultan muchos pacientes que dicen sentirse débiles y fatigados sin que exista una razón médica obvia para ello. Estamos ante un "problema de estilo de vida", es decir, una situación que tiene un impacto mayor en la vida y el bienestar de una persona, pero que no se muestra en las pruebas de sangre y demás investigaciones convencionales. Los síntomas ciertamente son reales, pero no existe un tratamiento convencional para combatirlos. He visto a pacientes llorando por el cansancio, tanto que ni siquiera podían atender a sus hijos o levantarse para ir la trabajo por las mañanas. Sobra decir que su calidad de vida se había reducido drásticamente.

Para mí, era terriblemente frustrante ver a mis pacientes en tal estado sin saber qué hacer al respecto. Así que, cuando por casualidad me encontré con la medicina integral, supe que debía convertirme en una médico integral. La medicina integral comúnmente es utilizada en Estados Unidos y Australia; incluso se enseña en las escuelas de medicina y está contemplada en las pólizas de seguros de esos países. A mí no me enseñaron la medicina integral en la facultad de medicina. Estoy segura de que muchos médicos competentes tratan de trabajar de modo holístico al tomar en cuenta el estilo de vida del paciente y sus circunstancias sociales, pero no se nos enseña cómo impacta la salud y el bienestar en la forma en la que vemos las cosas. Esto puede tener que ver con el sistema de financiamiento de servicios de salud en el Reino Unido, o tal vez se relacione con la presión que los servicios padecen hoy en día, pero se trata de algo que, espero, cambie en el futuro. En general, la medicina integral utiliza lo mejor de la medicina occidental y oriental, con base en la evidencia, y provee un cuidado verdaderamente holístico, integral y que considera a toda la persona. Mi trabajo consiste en atender esos pequeños síntomas molestos que puede experimentar una persona, para encontrar la forma de restaurar el equilibrio corporal antes de que los síntomas se acumulen y se conviertan en una enfermedad o padecimiento.

Como uno de los diez médicos certificados en este rubro en el Reino Unido, trabajo con muchos clientes para ayudarlos a obtener un nivel de salud óptimo. Esto implica una consulta exhaustiva en la que estudio al individuo como un todo, incluyendo los factores que contribuyen a su salud y bienestar. A diferencia de un médico común, no me contento con la mera ausencia de enfermedad, particularmente cuando mis pacientes no logran sentirse bien. Mi pasión consiste en dar a los individuos la posibilidad de controlar su vida, previniendo la enfermedad y regenerando la salud y el bienestar. Parte de mi papel consiste en examinar la nutrición, la salud digestiva y la toxicidad que hay en el cuerpo.

Siendo médico alópata y holístico, puedo enseñarte cómo obtener una salud vigorosa y duradera haciendo pequeños cambios que te darán el poder de controlar tu salud y ser lo mejor posible. Confío tanto en mi programa que, si lo sigues, te prometo que te sentirás fantástico, lucirás más joven y estarás en forma. Además, tendrás la energía necesaria para vivir en plenitud. ¿Quién no quiere eso?

Los pequeños cambios hacen una gran diferencia

¿Es tan simple como comer bien, beber más agua, manejar el estrés y hacer ejercicio? Pues bueno, en la mayoría de los casos, sí. Sin embargo, me consultan muchos pacientes que hacen todo lo anterior y siguen sintiéndose fatigados. En esos casos, debemos atender otros desequilibrios para crear la salud total. Este libro te enseñará cómo lograrlo. Todos somos personas ocupadas; mis sugerencias se adaptarán a tu vida y rutina tanto como sea posible.

Sugiero que leas este libro de principio a fin para que sepas qué capítulos te llaman más la atención y empieces por ahí. Alternativamente, puedes responder el cuestionario de la salud energética, en el capítulo 1 (ver páginas 24-31) y ver en qué área tienes la puntuación más alta para comenzar en la sección correspondiente, puesto que se trata del rubro en el que requieres más ayuda. Tómate tu tiempo para digerir la información y hacer cambios cuando te sientas listo. Estás en esto de por vida y no sólo por unos momentos, de modo que es mejor que te tomes tu tiempo.

Determinar el estado actual de tu salud

Escribí *La cura para la fatiga* con el fin de resaltar un concepto muy importante que suele olvidarse:

> A nadie debe importar más tu salud que a ti mismo. TÚ debes convertirte en el experto en ti, y TÚ eres la persona responsable de tu salud.

Sí: *¡Tú!* Tu médico y otros profesionales de la salud pueden guiarte pero, en última instancia, el control reside en ti y en las decisiones que tomas. ¿No crees que eso te da poder?

El primer paso del plan consiste en ser verdaderamente honesto contigo mismo para determinar la situación actual de tu estado de energía, salud y bienestar. Al saber en dónde te encuentras (sin emitir juicios y sin negatividad), y echar a andar tus objetivos positivos para la salud, verás con mayor claridad a dónde quieres ir y qué quieres lograr.

Me gustaría que respondieras las siguientes preguntas en un cuaderno que puedas volver a consultar en el futuro:

1. ¿Cuáles son las tres cosas que te gustaría cambiar respecto de tu salud? Menciona tres aspectos de tu vida que te gustaría cambiar. ¿Sabes de algo que haces actualmente que pudiera estar afectando tu salud? (Piensa en cosas como la dieta, el ejercicio, el estrés, fumar, beber alcohol, etcétera).

2. ¿Qué impacto tendrían los cambios mencionados líneas arriba? ¿Cómo te harían sentir? ¿En qué sentido mejorarían las cosas?

3. ¿Qué tipo de cambios podrías integrar a tu vida sin problemas en este momento?

4. ¿Qué tan feliz te sientes ahora y por qué?

5. ¿Cuáles son tus niveles de estrés y a qué se deben?
6. ¿Qué tanto ejercicio haces? ¿Qué te detiene o motiva?
7. ¿Cómo es tu alimentación? ¿Qué factores influyen en ésta?
8. ¿Cómo crees que tu actual estilo de vida impactará a tu salud cuando envejezcas?

Para obtener el máximo de este programa y convertirte en un experto en ti mismo, debes ser cien por ciento honesto al responder las preguntas. Puede que algunas sean más difíciles de responder, así que, antes de seguir adelante, me gustaría que te tomaras una semana para tener claro cuál es el estado actual de tu salud. No hay respuestas correctas o incorrectas.

Sugiero que escribas las primeras respuestas que se te ocurran y que las reconsideres cada día durante unos 10 a 15 minutos para ver si requieres ajustar tu respuesta o si se te ocurren nuevas preguntas. Al terminar la semana, escribe tus respuestas y, con el paso de las semanas, podrás verificar qué tanto mejoran las cosas.

Cuando sientes que tienes poder eres capaz de tomar el control de tu salud y de tu bienestar. Al dar este primer paso y asumir la responsabilidad, estás comenzando un viaje a la salud que siempre has deseado. Estoy comprometido con ayudar a que mis clientes logren el mejor estado de salud y la mejor energía posible, gracias a la utilización de herramientas innovadoras provenientes de la medicina integral. Ahora me comprometo a apoyarte de la misma manera a lo largo de este libro.

Nunca es demasiado tarde para comenzar con la regeneración de tu cuerpo, mente y espíritu. A veces parece que una montaña se interpone entre tu persona y tu salud. Debes saber que estoy aquí contigo y que te alentaré a seguir adelante. Tener gran energía y salud es posible; sólo da un paso a la vez.

Lo que mucha gente no sabe es que nuestro nivel de bienestar se relaciona *directamente* con el estilo de vida que elegimos llevar. Por ejemplo, la dieta tiene un impacto mayor en cómo nos sentimos y en los niveles de energía. La proporción de frutas y vegetales que ingerimos puede proveer energía al cuerpo; a la inversa, la cantidad de alimentos procesados que consumimos afecta negativamente nuestros niveles de energía. Fumar, beber alcohol y cafeína afecta los niveles de energía. Lo mismo sucede con el estrés. Por otra parte, la relajación, el ejercicio y el consumo de los suplementos apropiados pueden elevar nuestros niveles de energía. También es importante hacer notar que, si pasamos parte del día en ayunas o malcomiendo debido a las exigencias de nuestro trabajo, causamos un completo desequilibrio en los ritmos naturales de nuestro cuerpo.

¿Cómo puedo ayudarte?

Estoy aquí para ser tu guía en un nuevo camino que lleva a la mejoría y maximización de tu salud. Este libro te conducirá por el proceso paso a paso. Me gusta la comida para llevar, el chocolate y salir por la noche a divertirme tanto como a cualquier otra persona, así que soy realista y recomiendo apegarse al principio 70/30. Esto significa poner en práctica el nuevo régimen durante cinco o seis días de la semana, para luego poder darte algunos gustos en el o los días libres. Si el estado de tu salud es razonablemente bueno, detectarás cambios en unas cuantas semanas. Si actualmente no estás en buena forma, te recomendaría procurar ser un poco más estricto contigo mismo. Te prometo que valdrá la pena.

¡Sé cómo funciona esto! Y lo sé no únicamente por haberlo estudiado y haber visto los efectos en mis pacientes, sino porque se trata del sistema que uso para cuidarme. Puedo decir con honestidad que ahora me siento de maravilla, pero las cosas no siempre han sido así. He tenido sobrepeso, he estado estresada y he sufrido por la falta de sueño; en ciertas épocas, era como si me auto medicara con excesos después de cada obstáculo en la vida. Hace pocos años, tuve la horrible sensación de que la vida no era justa y de que nada cambiaría. Pero sí cambié. No de golpe, pero con el paso del tiempo. Comencé a meditar y a implementar un estado mental de alerta, lo que generó un mundo de diferencia en mi salud. La concentración de la atención y la conciencia (llamada también meditación *mindfulness*), consiste en vivir el momento y estar más conectado con tu forma de sentir el presente y el entorno en lugar de acudir constantemente al pasado o soñar con el futuro. También me ayudó a dejar de pensar que existen fuerzas externas que me hacen feliz para darme cuenta de que todo reside en mí mismo. Esto me llevó a dejar de someterme a nocivas dietas milagro para concentrar mis esfuerzos en realizar cambios saludables a mi estilo de vida, aumentando la ingesta de frutas y verduras, de jugos y limitando el consumo de azúcar (¡la amo!). Ahora procuro comer golosinas con moderación. Decidí ir a menos fiestas, ya que me sentía exhausta todo el tiempo. Solía tener la impresión de que debía salir mucho para demostrar lo agradable y sociable que era, pero ahora sé que no debo probar nada a nadie y que sólo debo invertir el tiempo haciendo las cosas que disfruto.

Dejé de pasar tiempo con personas que me usaban y que chupaban energía. Ahora prefiero tener menos amigos pero mejor dotados para apoyarme. No suelo tener mucho tiempo para ejercitarme diario, pues trabajo una 15 horas diarias, pero trato de caminar a la hora de la comida y hago mis estiramientos entre consultas. Estoy en buen estado, pero eso no sucedió de la noche a la mañana. Hice muchos cambios drásticos en un tiempo lógico para evitar sentirme abrumada y darme por vencida, y puedo asegurar que la diferencia es abismal. Sé que puede pasarte lo mismo. Mis experiencias me han llevado a practicar la medicina como lo hago: viendo al individuo como un todo y tomando en cuenta todos los aspectos de su vida y que lo impulsen a llegar a una salud óptima. Claro que, de cuando en cuando, tengo deslices porque estoy muy ocupada o porque consumo mucho chocolate una semanas sin ir al gimnasio, pero sé que soy una obra en curso y que se requiere de tiempo para cuidarme; por consiguiente, no soy demasiado dura conmigo. Simplemente me limito a recordar las razones por las que vale la pena cuidarme y comienzo de nuevo.

Todo lo que recomiendo poner en práctica, lo he probado conmigo. No espero que hagas algo que yo no haría. Confía en mí. Trabaja a mi lado y permíteme apoyarte en cada etapa del camino. Si existen investigaciones científicas sobre los aspectos mencionados en el libro, te lo haré saber. Juntos podemos obtener la mejor energía, la mejor salud y el mejor estado general que puedes desear. ¡Empecemos!

CAPÍTULO 1

El empoderamiento

La salud está en crisis en el mundo desarrollado. Las gente vive más pero con una salud más pobre. La obesidad, la diabetes, los ataques cardiacos han alcanzado proporciones epidémicas. Los servicios de salud luchan para estar a la altura y, en muchos casos, están a punto de claudicar.

De acuerdo con un estudio publicado en marzo de 2013, mientras que viviremos hasta los ochenta años, pasaremos cada vez más tiempo enfermos en el hospital, con una salud más pobre.[1] Esto no suena muy divertido que digamos. Como médico, visito muchos asilos y veo que la gente mayor pasa su tiempo en cama o padecen enfermedades crónicas, lo que hace que obtengan poco placer o deleite en la vida. Ese no es el tipo de futuro que deseo para mí.

En tanto que el Sistema Nacional de Salud hace un gran trabajo para atender a muchos en el Reino Unido, existen no pocas personas que dependen de este sistema y han olvidado que, en última instancia, nosotros somos los responsables de nuestra propia salud. Como profesional de la salud, me encuentro con que, por lo

---

[1] Roberts, Michelle, "UK 'fares badly in European health league table'", http://www.bbc.co.uk/news/ health-21654536.

general, mis pacientes suelen caer en una de dos categorías. Algunos piensan que si el tratamiento no está disponible en el Sistema Nacional de Salud, probablemente no es muy bueno y, en consecuencia, no vale la pena pagar por él. También están quienes creen en las terapias no tradicionales, como la acupuntura y la osteopatía, y se sienten frustrados por el hecho de que el Sistema de Salud no cubra el costo de este tipo de prácticas. En el Reino Unido, las terapias alternativas suelen mirarse con sospecha, en tanto que los sistemas estadounidense y australiano cubren estos servicios sin problemas. La gente necesita darse cuenta de que nuestros servicios de salud hacen un gran trabajo en la detección y tratamiento de los problemas de salud serios que requieren tratamiento inmediato, como en el caso de los ataques cardiacos, los infartos cerebrales y demás males que requieren de medicación o cirugía, pero nosotros también debemos hacer algunas previsiones en pro de nuestro bienestar, mejorando nuestro estilo de vida y pagando los tratamientos necesarios para promover la buena salud, reduciendo así la posibilidad de enfermar. Para que los servicios de salud puedan funcionar eficientemente, todos debemos trabajar para reducir la carga que estos servicios asumen, siendo responsables por nuestra propia salud, de modo que los más enfermos puedan disponer de tratamientos indispensables en tiempo y forma. Pienso que, incluso si se nace con una enfermedad crónica, se tiene el poder de mejorar la situación tomando las decisiones correctas. En mi opinión, no hay excusa para no hacerlo.

Permíteme darte algunos ejemplos de cómo la medicina integral puede hacer la diferencia en lo que a salud se refiere. Uno de los pioneros de la salud integral en Estados Unidos es el Dr. Dean Ornish. Él diseñó un programa que está disponible en los planes de seguros médicos en todo Estados Unidos y que ha demostrado revertir los males cardiacos y el cáncer de próstata. Después de seguir este plan, los escaneos de las arterias han demostrado que las formaciones que causan la angina y los infartos se reducen y revierten. Las pruebas a las glándulas prostáticas de los pacientes demuestran que el cáncer desaparece después de seguir el programa por varios meses. ¿Te gustaría saber en qué consiste este plan maravilloso que revierte los males cardiacos y el cáncer de próstata? Implica llevar una dieta vegetariana muy baja en grasa, yoga, meditación y ser parte de un grupo de apoyo. Eso es todo. Nada de cirugías invasivas o fuertes drogas quimioterapéuticas.[2]

En el Reino Unido, tenemos otro ejemplo semejante. Es el caso de un caballero llamado Allan Taylor. Abuelo de 76 años, el señor Taylor fue diagnosticado con cáncer colorrectal y tuvo que someterse a cirugía y quimioterapia. Luego fue a su cita de seguimiento y descubrió que, tristemente, el cáncer había vuelto en otra parte del aparato digestivo. Los médicos le dijeron que era inútil someterse a otro tratamiento, pues el cáncer volvería en otro sitio una y otra vez; proponían que sólo recibiera tratamiento paliativo. El señor Taylor no se conformó con el sombrío pronóstico. Después de investigar por sus propios medios en Internet, se sometió a un programa que consistía en una dieta vegetariana y en comer al menos diez porciones de frutas y verduras al día, ingiriendo además semillas de albaricoque, selenio, brotes de cebada en polvo, cápsulas de cúrcuma y altas dosis de vitamina C. Cuatro meses después, el señor Taylor fue a hacerse sus análisis y no había rastro de cáncer en su cuerpo.[3]

Queda claro que el cuerpo puede hacer cosas maravillosas; sólo debemos brindarle el combustible indicado para que lo logre.

---

[2] Ornish, Dean, *The Spectrum: A Scientifically Proven Program to Feel Better, Live Longer and Gain Health*, Nueva York, Ballantine Books, 2007.

[3] Preece, Rob, "Did this grandfather, 78, really beat 'incurable' cancer by just changing his diet?", septiembre de 2012, http://www. dailymail.co.uk/health/article-2204080/Grandfather-incurable-can- cer-given-clear-swapping-red-meat-dairy-products-10-fruit-veg-day. Html.

Está en mis genes...

No pasa una semana sin que escuche la frase anterior de boca de alguno de mis clientes. Pero, ¡adivina! Una sorprendente investigación que fue acreedora al Premio Nobel, realizada en 2009, demuestra que los genes no están tan fijos como pensamos alguna vez. Los telómeros que se ubican en los extremos de los genes pueden acortarse o alargarse: mientras más corto sea tu telómero, más probable es que tu vida sea corta. En el mismo sentido, mientras más largo sea un telómero, es probable que tu vida sea más larga. Muchas de las cosas que acortan los telómeros se explican por sí mismas, como fumar, beber demasiado o llevar una dieta pobre. Para mí, el descubrimiento más sorprendente fue que el estrés acorta los telómeros tanto como lo hace fumar. Por lo tanto, el estrés daña tanto tu salud como fumar.[4]

El Dr. Dean Ornish descubrió que, a los tres meses de que los pacientes se unieran a sus programas para el mejoramiento de la salud, se registraron cambios en más de 500 genes —"activando" los genes que previenen las enfermedades y "desactivando" los genes que las promueven y que están involucrados con cánceres y padecimientos crónicos. El Dr. Ornish afirma que los genes predisponen, pero no son el destino.

Solemos pensar en los avances médicos como si sólo se tratara de medicinas, procedimientos y tecnologías nuevas, pero lo cierto es que las cosas simples, como la dieta, nuestro manejo del estrés y la cantidad de ejercicio que realizamos, pueden hacer una gran diferencia en nuestra salud y bienestar.

Nuestra fuente interna de energía

Cada célula de nuestro cuerpo está hecha de energía pura. Cuando estamos bien física, emocional y espiritualmente, la energía fluye uniformemente por nuestros cuerpos, nos sentimos bien y llenos

---

[4] http://www.nobelprize.org/nobel_prizes/medicine/laureates/ 2009/press.html.

de vitalidad. Muchas tradiciones como el yoga, el budismo y el taoísmo, procuran restaurar el equilibrio y el flujo de energía en nuestros cuerpos. La medicina china y la acupuntura restauran el flujo de energía. Las energías que corren por nuestro cuerpo se conocen a veces como chi, auras, chakras o meridianos. Se piensa que el chi es nuestra fuente de energía pura que corre en nuestro cuerpo y que nos proporciona energía desde nuestro interior. El aura es la energía que nos rodea; los chakras son los centros de energía que se localizan en el cuerpo y que corresponden a diferentes órganos y emociones. Los meridianos son corrientes de energía que fluyen por el cuerpo. Cuando la energía se desequilibra, puede afectar nuestro sistema hormonal, la circulación, las señales químicas del cuerpo y el sistema nervioso. Los métodos y técnicas que aprenderás en este libro —ya se trate de tu alimentación, tus movimientos o de la relajación— te ayudarán a restaurar tus fuentes internas de energía. Cada célula de tu cuerpo vibra a cierta frecuencia y, al comer bien y hacer otras cosas positivas por tu salud, puedes restaurar tu fuente interna de energía.

La prueba de la salud energética

Para ayudarte a mejorar tu energía, este cuestionario analiza las diversas áreas de tu salud que podrían estar afectadas. Ha sido diseñado en conjunto con el Dr. Mark Atkinson, un médico integral y maestro de meditación mindfulness.[5] Esto será una guía en los capítulos que más necesitas. Además, podrías leer los capítulos y ver si hacen eco en ti. Responde el cuestionario y fíjate en qué áreas obtienes una calificación más alta —esto te ayudará a trazar un plan de salud personalizado.

---

[5] Mi gratitud para el Dr. Mark Atkinson por su permiso para usar su cuestionario: www.drmarkatkinson.com.

1. Niveles fluctuantes de azúcar en la sangre

no = 0 ocasionalmente = 1 sí = 2

¿A lo largo del último mes has:

1. Sentido antojo por alimentos dulces o estimulantes como la cafeína y la nicotina?
2. Detectado problemas de memoria o confusión mental después de comer?
3. Sentido una baja de energía, de estado de ánimo o mareos después de comer?
4. Experimentado cambio de humor frecuentes en el curso de un día?
5. Luchado con tu peso a pesar de cuidar lo que comes?
6. Acumulado la mayor parte de tu grasa corporal en la cintura?
7. Sentido debilidad?
8. Tenido una tendencia a sudar por la noche o a sudar excesivamente durante el día?
9. Experimentado sed excesiva?

Calificación:

2. Fatiga adrenal

no = 0 ocasionalmente = 1 sí = 2

¿A lo largo del último mes has:

1. Sentido tensión, inquietud y fatiga o experimentado la sensación de estar abrumado?
2. Experimentado ansiedad, nerviosismo, irritabilidad, o tenido ataques de pánico o fobias?

3. Usado el azúcar, la cafeína o los bocadillos para seguir adelante?

4. Experimentado mareos al ponerte de pie?

5. Sentido que estás más despierto por la noche?

6. Tenido antojos de cosas saladas, de azúcar o de regaliz?

7. Tenido círculos negros alrededor de los ojos o sentido que estás muy sensible a las luces brillantes?

8. Pasado el día yendo de una actividad a otra?

9. Sufrido de sueño interrumpido o insomnio?

10. Notado que se te olvidan las cosas o sentido que tu memoria de corto plazo te decepciona?

Calificación:

3. Desequilibrio de estrógenos/progesterona (para las mujeres)

no = 0 ocasionalmente = 1 sí = 2

1. ¿Presentas cambios de humor cuando falta poco para que empiece tu menstruación?

2. ¿Usas o has usado píldoras anticonceptivas o medicamentos a base de hormonas?

3. ¿Tienes periodos menstruales irregulares, largos o incómodos?

4. ¿Padeces incomodidades durante o después de la menstruación (bochornos, aumento de peso, sudoración o insomnio?

5. ¿Tienes acné, excesivo vello facial y/o síndrome de ovario poliquístico?

6. ¿Has tenido abortos o padecido infertilidad?

7. ¿Tus pechos duelen y se sienten como con bultos?

8. ¿Padeces dolores de cabeza o migrañas regularmente?

9. ¿Subes de peso fácilmente o te cuesta trabajo perderlo?

Calificación:

4. Cuestionario sobre el bajo nivel de testosterona (para hombres)

no = 0 ocasionalmente = 1 sí = 2

1. ¿Padeces lapsus de memoria, tienes pensamiento brumoso o periodos en que se te olvidan las cosas?
2. ¿Se ha reducido tu impulso sexual?
3. ¿Tienes problemas para lograr una erección firme?
4. ¿Te parece que has estado perdiendo masa muscular y que has ganado grasa abdominal?
5. ¿Padeces de apatía y de bajos niveles de energía?
6. ¿Sientes que la fatiga aumenta y que se deteriora tu vigor?
7. ¿Te han crecido los senos?
8. ¿Tienes problemas en la próstata, como dificultad para orinar o un flujo de orina escaso?
9. ¿Estás deprimido?
10. ¿Tus articulaciones se sienten tiesas o tienes dolores que no se relacionan con la artritis?

Calificación:

5. Disbiosis (un desequilibrio bacteriano en el intestino)

no = 0 ocasionalmente = 1 sí = 2

¿A lo largo del último mes has:

1. Tenido antojos de alcohol, azúcar y pan?
2. Experimentado problemas digestivos recurrentes como inflamación abdominal, gases excesivos, agruras, diarrea o constipación?

3. Has tenido infecciones provocadas por levadura, como la candidiasis?
4. Te diagnosticaron problemas con la levadura, la cándida y los parásitos?
5. Te has sentido confundido o has tenido migrañas inexplicables?
6. Padecido cansancio inexplicable, poca concentración y depresión?
7. Usado esteroides o píldoras anticonceptivas durante más de un año?
8. Tenido problemas de hongos en las uñas o piel —pie de atleta—?
9. Tenido evacuaciones con color, forma o consistencia inusuales?
10. Padecido alergia o intolerancia a algún alimento?

Calificación:

6. Toxicidad

no = 0 ocasionalmente = 1 sí = 2

1. ¿Tienes alguna amalgama que contenga mercurio en tu dentadura?
2. ¿Tienes un sistema inmunológico debilitado o un historial de cándida o parásitos?
3. ¿Te han diagnosticado esclerosis múltiple o alguna enfermedad neurológica inexplicable?
4. ¿Padeces de debilidad muscular?
5. ¿Tienes problemas inexplicables de corte neurológico o mental?
6. ¿Has perdido la memoria de corto plazo o padeces Alzheimer?
7. ¿Sientes un sabor metálico en la boca?

8. ¿Presentas manchas negras en las encías o se te hincha la lengua?
9. ¿Comes comida enlatada más de una vez a la semana?

Calificación:

7. Acidificación corporal

no = 0 ocasionalmente = 1 sí = 2

1. ¿Tienes problemas de salud crónicos?
2. ¿Comes comida procesada, de microondas o rápida más de tres veces a la semana?
3. ¿Rara vez comes un mínimo de cinco frutas y vegetales al día?
4. ¿Tiendes a estar enojado, frustrado o resentido?
5. ¿Has tenido problemas hepáticos o intestinales?
6. ¿Has experimentado bajos niveles de energía?
7. ¿Rara vez dedicas tiempo a ejercitarte o a relajarte profundamente?
8. ¿Experimentas niveles elevados de estrés?
9. ¿Te cuesta trabajo recuperarte de las infecciones, o sospechas que tu sistema inmunológico está funcionando por debajo de sus capacidades?

Calificación:

8. Desequilibrio de la salud digestiva

no = 0 ocasionalmente = 1 sí = 2

1. ¿Tienes el síndrome del intestino irritable o se inflama tu intestino?

2. ¿Padeces diarreas intermitentes, continuas o constipación?
3. ¿Padeces infecciones por levadura tipo cándida?
4. ¿ Te sientes confundido?
5. ¿Padeces de inflamación, eructos, indigestión o distensión abdominal?
6. ¿Padeces cansancio o fatiga crónica?
7. ¿Sospechas que puedes tener problemas para la absorción de los nutrimentos?
8. ¿Presentas alergias o intolerancia a ciertos alimentos?

Calificación:

9. Inflamación crónica

no = 0 ocasionalmente = 1 sí = 2

1. ¿Padeces algún mal de tipo inflamatorio (problemas intestinales, artritis, infecciones)?
2. ¿Tienes o tuviste diabetes, cáncer, males cardiacos o lupus?
3. ¿Mide tu cintura más de 86 centímetros, en el caso de las mujeres, o más de 102 centímetros en el caso de los hombres?
4. ¿Comes alimentos procesados, de microondas o comida rápida más de tres veces a la semana?
5. ¿Te sangran las encías?
6. ¿Padeces diabetes o el Síndrome X?
7. ¿Padeces entumecimiento de las articulaciones por las mañanas?
8. ¿Te ejercitas vigorosa y regularmente?
9. ¿Experimentas niveles moderados o altos de estrés?

Calificación:

10. Estrés psicológico

no = 0 ocasionalmente = 1 sí = 2

1. ¿Te sientes estresado casi todo el tiempo?
2. ¿Te cuesta trabajo lidiar con situaciones estresantes?
3. ¿Vives una vida estresante?
4. ¿Te cuesta trabajo no preocuparte por las cosas?
5. ¿Luchas para controlar tu estrés?
6. ¿Se te dificulta relajarte y disfrutar de la vida?
7. ¿Piensas o sabes que el estrés afecta negativamente tu vida y tu salud?
8. ¿Manejas el estrés por medio de comer, beber, fumar, apuestas, drogas o sexo?
9. ¿Te irritas, deprimes o angustias fácilmente?

Calificación:

Resultados

La siguiente información te permitirá saber qué capítulo debes consultar primero, de acuerdo con las calificaciones obtenidas en las categorías anteriores:

1. Niveles fluctuantes de azúcar en la sangre: capítulos 4, 5, 6, 7, 8 y 10
2. Fatiga adrenal: capítulos 4 y 11
3. Desequilibrio de estrógenos/progesterona (para las mujeres): capítulo 14
4. Cuestionario sobre el bajo nivel de testosterona (para hombres): capitulo 14
5. Disbiosis: capítulos 5 Y 6
6. Toxicidad: capítulos 5, 7, 10 y 12
7. Acidificación corporal: capítulo 8

8. Desequilibrio de la salud digestiva: capítulo 5
9. Inflamación crónica: capítulos 3, 4, 5 y 12
10. Estrés psicológico: capítulos 11 y 13

Ahora que has trabajado en lo que te hace sentir cansado, es tiempo de empezar a aprender lo que debes hacer para obtener una existencia más sana, feliz y libre de fatiga.

CAPÍTULO **2**

Causas médicas de la fatiga

Como médico general, veo a muchos pacientes que se quejan de estar cansados. Siempre los examino y ordeno las pruebas de sangre apropiadas pero, en la mayoría de los casos, sé que los resultados serán completamente normales. Sin embargo, hay ocasiones en las que puede haber una causa médica para la fatiga. Este capítulo aborda las causas más comunes. Los lectores pueden preguntarse en qué sección se encuentra la información sobre los males de tiroides, pero la glándula tiroides y sus enfermedades conforman un tema tan amplio que tienen su propio capítulo, el 3 ver páginas 50-58). Si te preocupa cualquiera de las enfermedades mencionadas a continuación, por favor consulta a tu médico para tener mayor información e investiga por tu cuenta.

Anemia por deficiencia de hierro

Una de las razones más comunes para sentirse cansado y molido es la anemia por deficiencia de hierro. Afecta más o menos a uno de cada 20 hombres y mujeres en edad postmenopáusica, pero es todavía más común en mujeres que aún menstrúan. Las mujeres con menstruaciones abundantes o las embarazadas se tornan anémicas con mayor frecuencia. La anemia por deficiencia de hierro también

puede ser causada por úlcera estomacal o por consumir demasiadas drogas antiinflamatorias no esteroides, como las aspirina y el
ibuprofeno, pues estas sustancias pueden dañar el recubrimiento
del estómago y los intestinos.[1]

Los síntomas típicos son la sensación de cansancio, sensación
letárgica, poca motivación, músculos adoloridos que se cansan fácilmente al realizar las actividades cotidianas, como el trabajo y
las labores del hogar. Un examen de sangre puede confirmar el
diagnóstico de anemia por deficiencia de hierro; se realiza un
conteo sanguíneo y se averigua el nivel de ferritina para hacerlo.
La ferritina es el hierro en forma de proteína que se almacena en
el cuerpo.

Si una prueba sanguínea confirma el diagnóstico de anemia por
deficiencia de hierro, los suplementos de hierro pueden ayudar a
aumentar el conteo sanguíneo; también conviene llevar una dieta
rica en hierro, con alimentos como las verduras con hojas verde
oscuro, la col rizada, las espinacas, los frijoles, las nueces, las carnes
rojas y las frutas secas. En el caso de algunas personas, los suplementos de hierro recetados por los médicos producen constipación
o molestias estomacales, y casi siempre la materia fecal se torna
muy oscura o negra. Si esto te resulta intolerable, las tiendas naturistas ofrecen alternativas más suaves que aumentan los niveles de
hierro en forma más lenta y con menos efectos colaterales. Tomar
más de dos o tres tazas de té fuerte o de café, dificulta la absorción
el hierro en función de los taninos contenidos en estos alimentos.
Lo mismo sucede cuando se consumen muchos productos lácteos,
o medicamentos contra la acidez y la indigestión, esto debido al
exceso de calcio.

---

[1] El Sistema Nacional de Salud en línea; anemia, deficiencia de hierro: http://
www.nhs.uk/ conditions/Anaemia-iron-deficiency-/Pages/Introduction.
aspx.

La aproximación holística

Los niveles normales de ferritina se miden con base en un rango amplio, y pueden variar según el laboratorio que los realice. Es mejor consultar a un médico cuando se trata de interpretar los resultados. Por lo regular, el rango va de los 12 a 150 mg/ml. También existen variantes entre hombres y mujeres. Si atiendo a un paciente que se siente muy cansado y tiene un nivel menor a 90 ml/ml, suelo recomendar la ingesta de un suplemento de hierro oral, como la spirulina, o también aumento la cantidad de alimentos de alto contenido de hierro. Incluso cuando caen en el rango normal, lo que significa que tienen hierro suficiente como para funcionar, prefiero que el nivel se ubique en los rangos más altos, para que sus cuerpos funcionen a la perfección y no sólo "suficientemente" bien.

Si desarrollas una anemia por deficiencia de hierro por primera vez y tienes más de 55, es probable que tu médico ordene otras pruebas para asegurarse de que este problema no es parte de otro mal subyacente.

Anemia por deficiencia de vitamina B12 o de ácido fólico

Una deficiencia de vitamina B12 o de ácido fólico puede causar que los glóbulos rojos de la sangre crezcan anormalmente y sean incapaces de funcionar apropiadamente, llevando a los síntomas de cansancio y letargo. La vitamina B12 y el ácido fólico trabajan en conjunto para mantener la buena salud de los glóbulos rojos. Además, la vitamina B12 mantiene al sistema neurológico —el cerebro, los nervios y la espina dorsal— saludable y el ácido fólico es muy importante para que las mujeres embarazadas prevengan defectos de nacimiento en la espina dorsal del feto. Este tipo de anemia se diagnostica por medio de una prueba de sangre en que se hace un conteo sanguíneo completo y se revisan los niveles de vitamina B12 y ácido fólico.[2]

El tratamiento de estas anemias es bastante convencional. Se toman suplementos de ácido fólico para restaurar sus niveles lo que suele tardar de tres a cuatro meses. Si hay una deficiencia de vitamina B12, normalmente se puede prescribir primero una serie de inyecciones para restaurar el equilibrio, y luego se puede aconsejar la ingesta de suplementos o la aplicación de más inyecciones cada pocos meses. También puede ayudar mejorar la dieta. Las fuentes naturales de vitamina B12 son los huevos, la carne y los productos lácteos. Las fuentes de ácido fólico son los vegetales verdes como el brócoli, las coles de Bruselas y los chícharos. Los suplementos de spirulina también son ricos en vitamina B12.

Las deficiencias de vitamina B12 y de ácido fólico son más comunes después de los 75 años, y afectan a aproximadamente diez por ciento de las personas. Cuando se trata de personas más jóvenes, la deficiencia suele ser causada por una dieta pobre en frutas y verduras.

La anemia perniciosa es un tipo de anemia por falta de vitamina B12 que afecta a una persona de cada 10 000 en Europa del Norte. Es causada por la falta de absorción de la vitamina B12 en los intestinos debido a la deficiencia de una secreción llamada factor intrínseco, lo que podría ser una enfermedad inmunológica.

---

[2] El Sistema Nacional de Salud en línea: "anaemia, vitamin B12 or folate", http://www. nhs.uk/conditions/anaemia-vitamin-b12-and-folate-deficiency/ Pages/Introduction.aspx.

Diabetes Mellitus

La diabetes es una enfermedad persistente muy seria causada por un exceso de azúcar en la sangre. Si no se trata o se controla, puede causar serias complicaciones como problemas renales, ceguera e incluso la pérdida de algún miembro. Uno de los primeros síntomas puede ser sentirse fatigado. Otros factores clave son la sed excesiva, el orinar mucho más de lo normal y una pérdida de peso inexplicable. Tu médico puede diagnosticar la diabetes por medio de una prueba de sangre, así que visita a tu médico si te preocupa la posibilidad de tener diabetes.

Algunas personas nacen con diabetes dado que su cuerpo no produce suficiente insulina para procesar los azúcares, lo que se conoce como diabetes mellitus tipo 1. La mayoría de la gente que desarrolla diabetes tarde en la vida debe su mal a que el páncreas, que produce la insulina, se "desgasta" y ya no puede producir suficiente insulina como para afrontar los niveles de azúcar en el cuerpo. El páncreas suele desgastarse por sobreuso, es decir, por haber consumido mucha azúcar con el paso del tiempo y ya no se logra producir insulina suficiente como para lidiar con las cantidades de azúcar que se ingieren. Este tipo de diabetes se conoces como diabetes mellitus tipo 2.

Muchas personas con diabetes mellitus tipo 2 producen algo de insulina, pero no la suficiente como para procesar los niveles de azúcar en el cuerpo. Existen medicamentos que pueden prescribirse para ayudar a mejorar la función de las células pancreáticas y así aumentar la producción de insulina, pero también se puede lograr esto modificando la dieta.

La aproximación holística

He visto a muchos pacientes diabéticos que han logrado controlar su mal sin medicamentos al seguir una dieta muy estricta. Esto implica eliminar casi todos los azúcares y los alimentos procesados para, en términos generales, "comer limpio". Casi todos los alimentos procesados contienen azúcar y lo mismo sucede con el pan y la leche. Por eso es que la gente con diabetes necesita controlar estrictamente las cantidades que ingiere de estos alimentos. Encontrarás más sobre este tema en el capítulo 6, y más información sobre comer limpio en los capítulos 8 y 9. También es importante perder peso y dejar hábitos nocivos como fumar, pues la diabetes aumenta el riesgo de padecer ataques cardiacos y derrames. Es completamente posible controlar la diabetes sin medicamentos y reducir las posibilidades de complicaciones a largo plazo, siempre y cuando estés dispuesto a realizar los cambios que tu salud necesita.

Apnea del sueño

La apnea del sueño es una enfermedad en la que los músculos del cuello no logran mantener abiertas las vías respiratorias, causando que la garganta se estreche durante el sueño, interrumpiendo repetidamente la respiración. Subsecuentemente, esto provoca una baja en los niveles de oxígeno en la sangre y las constantes interrupciones del sueño hacen que la gente se sienta cansada.

Los síntomas de la apnea del sueño incluyen ronquidos, despertar con dolor de cabeza, sentirse malhumorado, congestión nasal y fatiga extrema durante el día. Mucha gente no se da cuenta de que sufre de este mal y no tiene idea de por qué se despierta tan frecuentemente por las noches. Normalmente se le detecta cuando se comparte la habitación con otra persona. Si alguien te ha dicho que dejas de respirar, por breves periodos cuando duermes, probablemente ésta sea la razón. La principal causa de este mal es el sobrepeso, por lo que la pérdida del mismo debe convertirse en una cuestión prioritaria para quienes padecen esta enfermedad y, además, éste es el mejor consejo holístico que puedo dar. Existen tratamientos más invasivos como máscaras para el sueño y otros aparatos que mantienen abiertas tus vías respiratorias. Tu médico puede darte información más detallada sobre estas opciones.

Celiaquía

Se trata de una forma de intolerancia alimentaria en la que el cuerpo no logra digerir el gluten, una sustancia que se encuentra en los pasteles, el pan, el cereal, la pasta y muchos otros alimentos. Existen unos 250 000 casos en Gran Bretaña, pero los expertos creen que hasta 90 por ciento de quienes padecen esta intolerancia no lo saben. Los síntomas incluyen: cansancio, diarrea, inflamación abdominal, dolores abdominales, anemia y pérdida de peso. Puede ser diagnosticada por tu médico por medio de una prueba sanguínea en que se miden los anticuerpos anti-transglutaminasa tisular (anti tTG, por sus siglas en inglés). Si éstos dan una lectura alta, se diagnostica la celiaquía. El tratamiento implica llevar una dieta muy estricta libre de gluten para mantener a raya los síntomas y evitar que el mal avance. El gluten se encuentra en granos como el trigo, la cebada y el centeno. Lo que significa que quedan fuera de la dieta alimentos como el pan, los cereales, los pasteles, las galletas, la pasta, la cerveza, la mayoría de las salsas industrializadas, aderezos para sopas, ensaladas y hasta las papas fritas.

De acuerdo con mi experiencia, muchos pacientes tienen los síntomas de este mal, pero las pruebas de sangre no lo confirman. En dichos casos, puede ser que tengan una sensibilidad mayor al gluten y no precisamente celiaquía, así que recomiendo que se abstengan de los alimentos que contienen gluten en abundancia durante un tiempo, para después limitar su consumo a una o dos veces a la semana. Esto lo hago porque los individuos con sensibilidad al gluten sólo pueden tolerar pequeñas cantidades de esta sustancia y no el bombardeo diario que es común en el caso de casi todos nosotros.

Fiebre glandular

Es una infección viral común que causa fatiga, fiebre, dolor de garganta e inflamación glandular. Es común en los adolescentes y los adultos jóvenes, pero también puede darse en edades posteriores. Los síntomas del dolor de garganta y las glándulas inflamadas suelen ceder en unas semanas, pero el letargo puede continuar durante meses. De nuevo, esto puede descubrirse por medio de un examen de sangre en busca de anticuerpos. Para este mal no existe un tratamiento específico más allá del descanso y la rehidratación. Se puede ayudar a que el cuerpo sane si se consumen frutas y vegetales en abundancia, ya que su valor nutrimental, el contenido multivitamínico, la vitamina C y el zinc ayudan a mejorar el funcionamiento del sistema inmunológico.

Depresión y ansiedad

Además de sentirnos desanimados, es común que la depresión nos haga sentir letárgicos y faltos de energía también. Uno de los síntomas de la depresión es la dificultad para dormir y para despertar temprano, lo que inevitablemente lleva a sentir más cansancio durante el día.

La gente que sufre de ansiedad suele sentirse preocupada, irritable y cansada.

Si tu estado de ánimo afecta tus niveles de energía, valdría la pena buscar ayuda médica. Existen muchas opciones para ayudarte a tratar la ansiedad y la depresión, desde los medicamentos hasta terapia, pasando por los tratamientos herbales y los remedios naturales. La clave está en encontrar un tratamiento que funcione para ti y que se ajuste a tu ética y a tu forma de vida. Se ha comprobado que el ejercicio es útil para mejorar el estado anímico (en algunos casos casi tanto como los medicamentos). También es importante comer saludablemente, pues las fluctuaciones de los niveles de azúcar en la sangre pueden empeorar la depresión y la ansiedad. Además, el cuerpo requiere de vitaminas del complejo B y de aceites de pescado para equilibrar tu estado de ánimo.

Fibromialgia

La fibromialgia es una enfermedad que causa dolor extendido y cansancio extremo. Noventa por ciento de quienes la padecen son mujeres. Se estima que existe una persona afectada de cada 20, a nivel mundial, y aproximadamente 1.76 millones de adultos en el Reino Unido. La fibromialgia puede presentarse a cualquier edad, pero es más común que se presente entre los 30 y los 60 años. Entre otros síntomas, se cuentan los siguientes: dolores de cabeza, síndrome del intestino irritable, alteraciones del sueño y rigidez muscular. La gente que padece esta enfermedad suele padecer una especie de obnubilación que afecta el discurso, causando problemas de atención, concentración, memoria y aprendizaje de cosas nuevas. Entre los síntomas también puede estar la depresión, sentir mucho frío o mucho calor, sentir hormigueo o ardor en las manos y pies y, en el caso de las mujeres, ciclos menstruales dolorosos.

Desafortunadamente, nadie sabe qué causa la fibromialgia, pero se sospecha que se trata de defectos de la señal de dolor en el cuerpo, problemas hormonales y del sueño. En ocasiones, un periodo de estrés o trauma puede precipitar la aparición de síntomas. Es un mal muy difícil de diagnosticar, pues los síntomas no son muy específicos. No es raro que se llegue a diagnosticar por exclusión, lo que significa que se realizan pruebas para descartar otras enfermedades y asegurarse de que no existe otra posibilidad.

Los criterios para el diagnóstico de la fibromialgia son:

- Dolor extendido por los cuatro cuadrantes del cuerpo que dura más de tres meses; debe estar presente en ambos lados del cuerpo y por encima y por debajo de la cintura.
- Dolor en al menos 11 de los 18 "puntos sensibles" cuando se presionan. Estos puntos sensibles suelen estar en el cuello, en la parte alta de la espalda, entre el cuello y el pecho, sobre cada uno de los omóplatos, en la parte interna de los codos, por encima y por debajo de ambas nalgas y en las rodillas.

Una vez que se ha diagnosticado la fibromialgia, no existe tratamiento específico que no implique el control de los síntomas. Esto significa que el dolor puede controlarse con medicamentos, tratando cualquier depresión que pueda estar asociada al mal y por medio de terapias físicas para ayudar a combatir los dolores musculares.[3]

La aproximación holística

Yo no diagnosticaría a un paciente mío con fibromialgia antes de que éste haga cambios mayores en su estilo de vida. Esto incluiría practicar yoga y estiramientos, ejercicios de relajación como la respiración profunda y la alerta mental. Además recomendaría un plan de purificación de tres semanas (capítulo 9), cambiando la dieta y eliminando el alcohol y el tabaco. Con mis clientes, la mayoría de los síntomas desaparecen en menos de tres meses. De hecho, mi padre y yo una vez nos sometimos a los criterios de diagnóstico para la fibromialgia ¡y resultó que ambos la teníamos!

---

[3] El Sistema Nacional de Salud en línea: Fibromialgia, http://www.nhs.uk/ Conditions/ Fibromyalgia/Pages/Introduction.aspx.

Esto se debía a que había estado de fiesta varias semanas, y estaba exhausta por los excesos. No había hecho ejercicio y la dieta había sido pobre. Por su parte, mi padre ha estado envejeciendo y le surgen dolores por todas partes (¡lo siento, papá!).

Matt es un hombre de 36 años que ha sido diagnosticado con fibromialgia después de padecer varios meses de dolores, letargo y estrés. Su médico le dijo que no volvería a trabajar nunca. Vino a verme porque, comprensiblemente, no se sentía contento con el diagnóstico. Matt no cuidaba su salud y había olvidado que existe una relación entre nuestra forma de comer y la manera en la que nos sentimos. Trabajaba mucho y padecía mucho estrés. Creamos un nuevo plan de salud que incluyó cambios severos en sus patrones alimenticios, eliminación del azúcar, el alcohol y el tabaco, además de ejercicios suaves de estiramiento. Por si fuera poco, buscamos la forma de reducir el estrés y de enfrentar los asuntos personales que le causaban conflicto. Tras un mes de trabajar conmigo, se sentía 90 por ciento mejor y fue capaz de volver a trabajar de tiempo completo. Ha pasado más de un año y Matt sigue bien y feliz. Consiguió un nuevo trabajo y fundó una familia. En mi experiencia, los cambios en el estilo de vida suelen ser suficientes para resolver los síntomas en la mayoría de los casos.

Síndrome de fatiga crónica

El Síndrome de fatiga crónica (SFC), también se conoce como encefalopatía miálgica. Mialgia significa "dolor muscular", y una encefalopatía implica inflamación del cerebro y de la médula espinal. En nuestros días, este término casi no es utilizado por los profesionales de la salud, puesto que la enfermedad no presenta evidencia alguna de inflamación del cerebro y de la médula espinal.

Se estima que unas 250 000 personas padecen de SFC en el Reino Unido.[4] Es más común en las mujeres que en los hombres, y por lo general se desarrolla entre los veintipocos años y los cuarenta y cinco. Al igual que la fibromialgia, la causa exacta es desconocida. Se piensa que puede tratarse de alguna infección viral, de un problema con el sistema inmunológico, de un desequilibrio hormonal o de estrés y trauma emocional. También se piensa que la genética hace que una persona sea más susceptible a padecer este mal.

Los síntomas son variados, pero el síntoma principal es una fatiga persistente que afecta a quien la padece tanto en lo físico como en lo mental. El ejercicio empeora el cansancio. Éste puede presentarse varias horas o al día siguiente de haberse ejercitado. La gente con Síndrome de fatiga crónica severo lucha para realizar las tareas cotidianas como lavarse o vestirse. Entre los síntomas están el dolor en las articulaciones, dolores musculares, de cabeza, una memoria de corto plazo pobre, escasa concentración, dolores de estómago semejantes al síndrome del intestino irritable (SII), garganta irritada, problemas de sueño, dificultades psicológicas como la depresión, la irritabilidad y los ataques de pánico, nódulos linfáticos adoloridos, sensibilidad o intolerancia a la luz, a los sonidos fuertes, al alcohol y a ciertos alimentos. Entre los síntomas menos comunes están los mareos, la sudoración excesiva, la dificultad para controlar la temperatura del cuerpo y los problemas de equilibrio.

Se requiere de mucho tiempo para diagnosticar un Síndrome de fatiga crónica, pues primero se deben descartar otras enfermedades con sintomatología semejante. Un ejemplo de esto son los exámenes de sangre para detectar anemia, mal funcionamiento de la tiroides, del hígado o de los riñones. La depresión puede a veces replicar también los síntomas del SFC.

---

[4] El Sistema Nacional de Salud en línea: Síndrome de fatiga crónica, http://www.nhs. uk/Conditions/Chronic-Fatigue-Syndrome/pages/introduction. aspx.

El Instituto Nacional para la Salud y el Cuidado de Excelencia (NICE por sus siglas en inglés), emitió en 2007 una guía que afirmaba que los médicos debían considerar el diagnóstico del SFC si, además de la fatiga, la persona presentaba todos los siguientes síntomas:

- Si el mal se presentó en un momento bien determinado. Esto es, que no se trata de toda la vida.
- Es persistente o recurrente.
- No tiene explicación aparente que pueda referir a otra enfermedades.
- Reduce significativamente la cantidad de actividad que una persona puede realizar.
- Empeora después de llevar a cabo la actividad física.

La persona también debe haber presentado uno o más de los siguientes síntomas:

- Dificultad para conciliar el sueño o insomnio.
- Dolor muscular o en las articulaciones sin inflamación.
- Dolores de cabeza.
- Nódulos linfáticos adoloridos que no crecen.
- Dolor de garganta.
- Funciones mentales disminuidas; dificultad para pensar.
- Los síntomas empeoran después de la actividad física o mental.
- Padecer síntomas parecidos a los de la gripe.
- Mareos o náusea.
- Palpitaciones en el pecho sin presentar males cardiacos.

El Síndrome de fatiga crónica puede diagnosticarse una vez que se han eliminado otras posibilidades y cuando los síntomas arriba mencionados persistan durante al menos cuatro meses en el caso de los adultos, y tres meses tratándose de niños.

No hay cura para el SFC. El tratamiento consiste en el alivio de los síntomas.

Cómo manejar el Síndrome de fatiga crónica

Estas son algunas recomendaciones comunes para los pacientes con SFC:

La Terapia cognitiva conductual (TCC) trata de reducir la severidad de los síntomas y las molestias asociadas al SFC dividiendo el problema en partes más pequeñas para romper el ciclo negativo de pensamientos, sentimientos, sensaciones físicas y acciones.

Terapia de ejercicio gradual. Se trata de un programa estructurado de ejercicios que procura incrementar gradualmente la cantidad de tiempo que una persona puede realizar una actividad física. Por lo regular se utilizan ejercicios como caminar o nadar. Existen terapeutas especializados con experiencia en ejercicios graduales para personas que padecen SFC. Trabajan con el individuo para determinar cuál es el nivel mínimo de actividad que éste aguanta y luego incrementar gradualmente el tiempo y la intensidad del ejercicio. El objetivo de este programa consiste en establecer metas como ser capaz de caminar en el centro comercial o de limpiar la casa por 20 minutos. Puede que sea necesario mucho tiempo para lograr las metas, pero es importante seguir el plan de ejercicio gradual.

La *administración de actividades* implica establecer metas individuales e incrementar gradualmente los niveles de actividad hasta donde la persona sienta que todo es manejable. Un terapeuta puede sugerir que se lleve un diario de las actividades y de los periodos de descanso para establecer cuál es el punto de partida. Las actividades se incrementarán gradualmente para que resulte manejable para el afectado.

La *meditación* puede usarse para aliviar los síntomas del SFC. Los analgésicos pueden utilizarse para disminuir el dolor muscular, en articulaciones y los dolores de cabeza. Si una persona sufre dolor de largo plazo, su médico puede referirla a una clínica para el manejo del dolor, de modo que se intervenga con medicina, terapias alternativas para la administración del dolor como la acupuntura, apoyo psicológico y técnicas de relajación. Los antidepresivos pueden ser útiles para las personas con SFC que, además, se sienten deprimidos o que tienen problemas para dormir por dolor. Una droga de uso común es la amitriptilina, un antidepresivo tricíclico de bajo grado, pero los efectos colaterales pueden ser intolerables para algunas personas, pues incluyen boca seca, visión borrosa y mareos. Los medicamentos para el estómago pueden ayudar con la náusea. No hay tratamiento específico para tratar el SFC.

Otras técnicas de autoayuda que también se recomiendan, son evitar el estrés, comer menos pero más veces al días para evitar la náusea, la relajación, tratar de no dormir excesivamente y de no tomar siestas, pues esto no suele mejorar los problemas de sueño.

La aproximación holística

Al igual que sucede en el caso de la fibromialgia, yo no hago este diagnóstico hasta que mi cliente ha llevado a cabo cambios drásticos en su estilo de vida. Estos cambios incluirían cosas como nueva dieta, evitar tomar alcohol, fumar, cosumir azúcar y edulcorantes, y hacer ejercicio como yoga y estiramientos, además de mejorar el manejo del estrés con ejercicios respiratorios, de mindfulness y de otras técnicas de relajación. He descubierto que altas dosis de vitaminas y minerales, a veces administrados vía intravenosa, pueden mejorar el sistema inmunológico y reducir la intensidad de los síntomas.

En verdad, creo que los síntomas que experimenta el individuo son reales y causan incapacidad pero, a diferencia de la medicina convencional, sé que en la mayoría de los casos subyace un desequilibrio, ya sea emocional, físico, químico, de vitaminas, minerales u hormonal. A diferencia de la medicina convencional, que sólo se encarga de diagnosticar para luego manejar síntomas, mi sistema integral significa que trabajo con mis clientes para descubrir desequilibrios y tratarlos, resolviendo así los síntomas y logrando que mis clientes vuelvan a su vida normal, funcionando bien. Un muy buen principio podría ser realizar la purificación de energía de tres semanas que explico en el capítulo 9. En la mayoría de los casos, este tratamiento mejorará la sintomatología. Esta aproximación implica mucho trabajo duro por parte del individuo. Admito que puede ser muy difícil y posiblemente causar tensión psicológica temporal, pero si se desea mejorar. Y, por supuesto, vale la pena vivir plenamente y saludablemente.

CAPÍTULO **3**

Desórdenes tiroideos

a tiroides es una glándula pequeña, con forma de mariposa, que está ubicada al frente del cuello. Es muy importante para la regulación de la energía. Produce hormonas tiroides que son secretadas al torrente sanguíneo y que luego actúan como mensajeros, afectando las células y los tejidos, regulando muchos procesos del cuerpo. Podemos valernos de la analogía de un auto cuando hablamos de las hormonas tiroideas: cuando una glándula tiroides funciona adecuadamente, el auto se mueve suavemente y la presión sobre el pedal del acelerador es la justa. En el interior de nuestro cuerpo, las hormonas tiroideas regulan nuestro metabolismo, mantienen altos nuestros niveles de energía, ayudan a que durmamos bien; regulan el funcionamiento intestinal y son auxiliares de la digestión.

Cuando las hormonas tiroideas no están en equilibrio y su nivel aumenta, es común pisar a fondo el acelerador. Esto lleva a síntomas como la diarrea, la agitación, periodos menstruales ligeros o inexistentes, hambre, sueño interrumpido, discurso rápido y un estado de ánimo general eufórico. Cuando la glándula tiroides funciona por debajo de su capacidad, es como apretar el pedal del freno del auto. El individuo se sentirá adormilado, cansado, desganado y las mujeres pueden presentar periodos largos y de sangrado abundante; también es común el estreñimiento, el aumento de peso y una falta de apetito. Además, se puede presentar piel reseca y el pelo puede adelgazarse y caer.

En este capítulo hablaré de lo que pasa cuando la glándula funciona por debajo de su capacidad, pues la fatiga es uno de los síntomas principales, y el mal se conoce con el nombre de hipotiroidismo. También me referiré a qué debemos hacer cuando la tiroides tiene problemas de funcionamiento y qué acciones y medicamentos pueden ayudar. Cuando la glándula tiroides funciona en exceso, el mal se conoce como hipertiroidismo y el cansancio no es un problema. De hecho, quienes padecen la enfermedad sienten que tienen demasiada energía, tanta, que hasta tiemblan y no pueden dormir. También hay otros problemas de salud asociados con este mal.

Cómo se diagnostica el hipotiroidismo

El hipotiroidismo debe diagnosticarse por medio de una combinación de análisis sanguíneos y por la observación de los síntomas clínicos que experimenta el paciente. Como se destacó líneas arriba, los síntomas más comunes son el cansancio, uñas y cabello débil, piel seca, constipación, falta de menstruación, poco apetito y aumento de peso.

La glándula tiroides elabora dos hormonas llamadas tiroxina (T4) y triyodotironina (T3). Para poder hacer las hormonas T3 y T4, el cuerpo requiere de una buena cantidad de yodo. En el cuerpo, la mayoría de la T4 permanece inactiva y se convierte en T3, que es la más activa de las hormonas tiroideas.

La actividad de la glándula tiroides y la producción de T3 y T4 se controla por medio de hormonas producidas en dos zonas del cerebro llamadas hipotálamo y la glándula pituitaria. El hipotálamo detecta información sobre el estado de varias funciones corporales. Cuando el hipotálamo detecta que los niveles de T3 y

T4 están bajos, secreta una hormona llamada Hormona liberadora de la tirotropina (HLT). La HLT viaja a la pituitaria y la estimula para secretar una hormona llamada tirotropina. Ésta pasa al torrente sanguíneo y viaja hasta la glándula tiroides, haciendo que las células de la glándula fabriquen más T3 y T4, mismas que se liberan al torrente sanguíneo. Esto eleva el nivel metabólico de las células y también desempeña otros papeles en el cuerpo. Cuando los niveles de T3 y T4 son suficientemente altos, la pituitaria y el hipotálamo lo detectan y se detiene la producción de HLT y de tirotropina. Este tipo de mecanismo de retroalimentación asegura que el cuerpo siempre tenga niveles óptimos de hormonas tiroideas, lo que se ilustra a continuación:

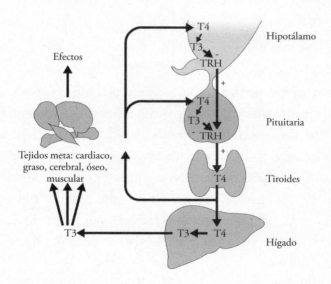

Mecanismo de retroalimentación para la producción de hormonas tiroideas: el eje hipotálamo-pituitaria-tiroides.

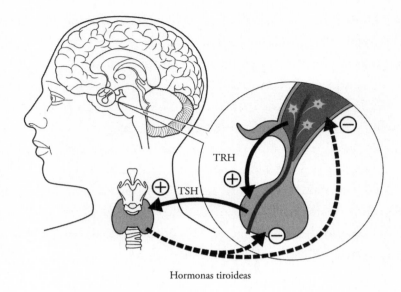

Hormonas tiroideas

Mecanismo de retroalimentación para la producción
de hormonas tiroideas: el eje hipotálamo-pituitaria-tiroides.

Una prueba sanguínea para la detección de las hormonas tiroideas mide el nivel de HLT y de la T4 rutinariamente. La T3 también debe medirse rutinariamente, puesto que sus efectos son más potentes que los de la T4. La T4 también se convierte en T3, y si hay algún problema con esa conversión, esto puede resultar en un nivel normal de T4 y un nivel inferior de T3. Dado que la T4 no es tan potente como la T3, esto explicaría la razón por la que los niveles de T4 son normales pero no por ello deja el paciente de sentirse cansado e indolente.

Existe un grupo de anticuerpos tiroideos que no se miden rutinariamente, pero que solicito que se midan en el caso de mis pacientes. Los anticuerpos que encontraremos con más frecuencia son:

- Anticuerpos antitiroideos microsomales, o AAM Ab, para resumir.
- Anticuerpos antitiroglobulina, o TG Ab.
- Inmunoglobulina estimulante de la tiroides, o IET Ab

La IET Ab estimula a la glándula tiroides para producir un exceso de hormonas tiroideas. Esto se conoce como Mal de Graves, que es una forma auto inmunológica de hipertiroidismo.

Tanto la AAM Ab como la TG Ab disminuyen la función tiroidea. A veces, la gente puede tener elevados niveles de estos anticuerpos sin presentar sintomatología clínica. En estos casos se debe hacer un monitoreo regular al menos cada seis meses.

El yodo y la función tiroidea

El yodo es muy importante para el funcionamiento de la glándula tiroides. Esto es porque tanto la T3 como la T4, fabricadas por la tiroides, tienen un alto contenido de yodo, de modo que, si esta sustancia no está presente, la glándula tiroides no puede fabricar las hormonas y esto llevará a la fatiga y a los bajos niveles energéticos. Si presentas síntomas que pueden indicar un pobre funcionamiento de la tiroides, entonces cabe la posibilidad de que tengas deficiencia de yodo. La falta de yodo es una de las tres deficiencias nutrimentales más comunes, junto con la de magnesio y vitamina D.

Hace más de 100 años, se demostró que el yodo revertía y prevenía la inflamación de la glándula tiroides, situación conocida con el nombre de bocio e hipotiroidismo. El yodo tiene otros efectos, como mejorar la fertilidad, ayudar al desarrollo cerebral en los niños, la estabilización del metabolismo y del peso corporal, y optimizar la función inmunológica. También es un potente antibacteriano, antiparasitario, antiviral y un agente que combate el cáncer y protege a otros órganos y tejidos del cuerpo. Por ejemplo, hay estudios que demuestran que las tasas de cáncer de mama y de fibrosis quística de senos (que no es un mal canceroso) disminuyen con la ingesta suplementaria de yodo.[1]

El yodo y los alimentos ricos en este elemento tienen un historial de haber constituido tratamientos naturales para la hipertensión y los males cardiovasculares.[2] Los estudios también han demostrado que la gente que vive en zonas en donde el yodo es deficiente tiene una tasa más alta de cáncer de estómago, en tanto que un aumento en la ingesta de yodo demostró estar asociada a una disminución de la tasa de este tipo de cáncer.[3]

El yodo puede ser sustituido con suplementos o con alimentos ricos en este elemento. El alimento que más yodo contiene es el alga marina de tipo laminarial, conocida como spirulina. En menor cantidad, encontramos yodo en el bacalao, en las papas al horno que mantienen la cáscara, en la sal, los camarones, la pechuga de pavo, el atún y los huevos. El cuerpo no puede almacenar el yodo, por lo que se necesita ingerirlo diariamente. La dosis máxima diaria recomendada es de 1.1 miligramos (1100 microgramos); si la

---

[1] Shrivastava, A, Sinha, M. Tiwari, et al, "Molecular iodine induces caspase-independent apoptosis in human breast carcinoma cells involving the mitochondria-mediated pathway" *Journal of Biological Chemistry*, julio 14 de 2006, núm. 281 (28), págs. 19762-71.
Eskin, BA, Grotkowski, CE, Connolly, CP, Ghent, WR., "Different tissue responses for iodine and iodide in rat thyroid and mammary glands", *Biological Trace Element Research*, julio de 1995, núm. 49 (1), págs 9-19.

[2] Fazio, S, Palmieri, EA, Lombardi, G, Biondi, B, "Effects of thyroid hormone on the cardiovascular system", *Recent Progress in Hormone Research*, núm. 59, 2004, págs. 31–50.

[3] Abnet, CC, Fan, JH, Kamangar, F, et al., "Self-reported goiter is associated with a significantly increased risk of gastric noncardia adenocarcinoma in a large population-based Chinese cohort", *International Journal of Cancer*, septiembre 15 de 2006, núm.119 (6), págs. 1508–10.
Golkowski, F, Szybinski, Z, Rachtan, J, et al., "Iodine prophylaxis –the protective factor against stomach cancer in iodine deficient areas", *European Journal of Nutrition*, agosto de 2007, núm. 46 (5), págs. 251–6.

persona no presenta deficiencia, la dosis recomendada al día es de es de 150 microgramos.

Tu profesional de la salud holística podrá medir tus niveles de yodo si algo te preocupa. Algunas personas que padecen males relacionados con el exceso autoinmunológico de actividad tiroidea (Mal de Graves, por ejemplo), deben evitar los suplementos de yodo. Es raro que la gente reaccione mal al yodo. Es importante recordar que un exceso en el consumo de este elemento también puede causar problemas tiroideos.

Los medicamentos y la tiroides

El medicamento más común prescrito para el hipotiroidismo se llama levotiroxina. Se trata de una hormona tiroidea sintética, lo que significa que está fabricada en un laboratorio. Esto sustituye al T4 del cuerpo. Sin embargo, como ya se mencionó, si existe un problema para convertir la T4 a T3, esto no acabará con los síntomas. Hay otros tipo de medicamentos para la tiroides, pero su disponibilidad es baja y, a veces, sólo pueden comprarse a través de médicos privados. Un ejemplo de este tipo de medicamentos es una forma sintética de T3 o una combinación sintética de T3 y T4 llamada novothyral.

Las tabletas conocidas como Armour son una combinación natural de T3 y T4. El término "natural" significa que no se trata de hormonas sintéticas, pues éstas son extraídas de animales. Estos animales suelen criarse con propósitos alimenticios y también para extraer la hormona. Se ha discutido respecto de si son mejores las hormonas sintéticas o las naturales. Algunos endocrinólogos (doctores especializados en desequilibrios hormonales) prefieren las hormonas sintéticas dado que la dosis puede controlarse mejor, pues cada píldora tiene una cantidad consistente de la hormona, pero algunos pacientes dicen que la hormona natural les va mejor y les ayuda más a controlar los síntomas.

Si has sido diagnosticado con hipotiroidismo y no te sientes mejor, puede ser que el problema esté en cambiar el tipo de medicamento hasta dar con el que mejor se adapte a tu cuerpo.

Síntomas de hipotiroidismo a pesar de tener resultados normales en los exámenes de sangre

Muchas personas con síntomas de hipotiroidismo presentan resultados normales en las pruebas. Esto puede ser por muchas razones. De acuerdo con mi experiencia, puede deberse a una deficiencia alimentaria. Otra razón por la que se puede padecer síntomas de baja función tiroidea, es que el rango normal para medir los niveles de hormonas tiroideas es demasiado amplio. Cuando se miden las hormonas, el rango normal de T4 va de 12 a 22 pmol/l. Puede que tu función tiroidea corresponda a un 12, lo que técnicamente significa que se está en el rango normal, pero puede que no te sientas tan bien como alguien que presenta un nivel de T4 de 20 pmol/l o más. En estos casos, procuro convencer a mis pacientes de realizar cambios dietéticos y en el estilo de vida durante al menos 4 meses para mejorar su función tiroidea. Transcurrido este tiempo, realizo otra prueba para verificar si hubo mejoría. Si la persona sigue padeciendo síntomas fuertes a pesar de hacer cambios drásticos en el estilo de vida y la dieta, y si esta persona tiene entre 12 y 13 pmol/l, entonces comenzaría a considerar el tratamiento con medicamentos. Si ya estás tomando medicamentos para la función tiroidea y no te sientes bien, puede requerirse de un cambio de medicamento, por ejemplo, recetando una medicina que combine T3 con T4 o que sólo presente T3.

También puede tratarse de otro desequilibrio corporal. Te ayudará leer el resto de este libro y enterarte de cómo cambiar para obtener mejoras en otras partes de tu cuerpo (como las glándulas adrenales y las hormonas femeninas), siguiendo el programa de purificación. Si los síntomas persisten o si te preocupa alguna otra cosa, consulta a tu médico o practicante holístico para obtener más información.

Kay, de 40 años, ha presentado síntomas continuos de cansancio, aumento de peso, letargo, piel seca, cabello reseco y uñas quebradizas. Probamos la función tiroidea y su T4 estaba en un rango de 12. Desde el punto de vista técnico, esto es normal. Realizamos cambios en su estilo de vida y en la dieta, pero su nivel de T4 siguió siendo de 12 y ella no se sentía mejor. Comenzó a tomar una dosis muy baja de levotiroxina (25 mcg) y se sintió mucho mejor en dos meses. Su nivel de T4 pasó a ser de 16, por lo que decidimos seguir con esta dosis en el largo plazo, monitoreando regularmente los niveles hormonales en la sangre. Kay comprende que, con base en los análisis, ella no padece de hipotiroidismo, pero está más que contenta de tomar el medicamento puesto que se siente mejor al hacerlo.

Apoyo nutrimental para la glándula tiroides

Además de aumentar el yodo en tu dieta, o por medio de suplementos, existen otros cambios nutrimentales que puedes hacer para apoyar el funcionamiento óptimo de la glándula tiroides, aumentando así tus niveles de energía. El selenio es importante para la función glandular, puesto que ayuda a que la T4 se convierta en T3. Cantidades suficientes de selenio pueden obtenerse de la dieta comiendo ajo o una o dos nueces brasileñas al día. El magnesio también es importante para la correcta absorción del yodo y se encuentra en los vegetales con hojas verdes y en los granos enteros. Las vitaminas del complejo B, específicamente las vitaminas B2 y B3, se necesitan para ayudar a que el cuerpo utilice el yodo a nivel celular. La vitamina D es importante para el sistema inmunológico, por lo que resulta muy importante cuando se trata de Mal de Hashimoto y el de Graves. También sería benéfico optimizar tus niveles de ácidos grasos omega-3, tirosina, vitamina A y zinc. Recomiendo reducir el consumo de gluten o trigo si se padecen intolerancias. Hacer un programa de limpieza o desintoxicación, como la purificación de la energía, va a ayudar a que tu cuerpo alcance niveles óptimos en lo referente a la nutrición. Lo mismo sucede cuando te ejercitas, cuando aprendes a manejar el estrés y cuando se toman saunas para ayudar a la desintoxicación. Si es necesario, toma suplementos para satisfacer tus necesidades nutrimentales.

Kelly es una mujer de 28 años que me visitó a causa de un cansancio severo acompañado de desánimo y aumento de peso. Sus pruebas de función tiroidea revelaron un nivel de 14 en el rubro de T4. La sometí al programa de purificación de tres semanas y le aconsejé que tomara suplementos. También empezó a ejercitarse y a manejar su estrés con más eficiencia. Después de cuatro meses se sintió mucho mejor y habían mejorado mucho sus niveles de energía. Volvimos a probar su nivel de T4 y resultó que había subido a 17. Los cambios en la dieta y en el estilo de vida habían mejorado la sintomatología y también se reflejaron en la bioquímica de sus análisis sanguíneos.

Plan de acción

Si te preocupa que tu glándula tiroides no esté funcionando bien, puede valer la pena que revises tus niveles de HLT, T4 y T3. Recuerda que no todos los médicos del Sistema Nacional de Salud pueden realizar estas pruebas, así que es posible que debas realizarlas por tu cuenta. Si deseas tratar de mejorar el funcionamiento de tu glándula tiroides, puedes hacerlo con la dieta, asegurándote de estar obteniendo suficiente yodo, selenio, vitamina D, magnesio y complejo B en tus alimentos o por medio de suplementos.

CAPÍTULO **4**

Fatiga adrenal

¿Te estás quedando vacío?

Las razones más comunes por las que la gente consulta a un médico general son la fatiga, la falta de energía, el desánimo y los problemas para dormir. Los pacientes suelen ser examinados y las investigaciones correspondientes derivan en resultados normales. No obstante, los síntomas persisten y afectan la vida diaria de quienes los padecen. La fatiga adrenal es una causa mayor de cansancio y de falta de energía, pero se trata de un mal que no es reconocido ni enseñado a la mayoría de los médicos alópatas, a pesar de que la Organización Mundial de la Salud reconoció esta enfermedad en 2010. Permíteme relatar un caso que resume cómo se sienten muchas personas:

Jane, de 32 años, se sentía exhausta constantemente. Cuando la alarma comenzaba a sonar cada mañana ella se desesperaba y presionaba el botón de "snooze" tres o cuatro veces. Empezó a llegar tarde al trabajo, por lo que tuvo que apurarse y ahora no le daba tiempo de desayunar, saliendo de la casa con un tarro de café en el estómago. Las bolsas debajo de sus ojos crecían y su piel palidecía.

Cumplía con su trabajo a base de café y, a media mañana, se estaba muriendo de hambre.

Con el pretexto de que no había desayunado, se deleitaba con una baguette grande en el almuerzo, con papas fritas y una barra de chocolate. Se sentía muy bien por poco tiempo y al poco rato, el cansancio la dominaba y acudía por más café o, si las cosas estaban muy feas, se tomaba un refresco. Era como si toda la tarde, en el trabajo, hubiera caminado sobre melaza. Por la tarde, manejaba a casa en piloto automático contando las horas que faltaban para poderse ir a dormir.

Cuando regresaba a su casa, Jane estaba demasiado exhausta como para hacer cualquier cosa productiva. Se sentaba en el sofá a ver tontos programas de televisión o se perdía en Facebook. Sin embargo, cuando llegaba la hora de acostarse, se sentía más alerta de lo que había estado en todo el día y pasaba horas dando vueltas en la cama antes de dormirse, a eso de las dos de la mañana. Al día siguiente comenzaba el mismo ciclo con la temida alarma del despertador.

Cuando llegaba el fin de semana, Jane dormía casi todo el sábado "para recuperar lo perdido", sentirse bien esa tarde y tener suficiente energía como para salir de fiesta por la noche. El círculo vicioso comenzaba de nuevo el domingo cuando los excesos de la noche anterior la dejaban fatigada todo el día y luego, después de holgazanear, le costaba trabajo conciliar el sueño otra vez.

Este caso resume a la perfección qué se siente tener fatiga adrenal y cómo afecta la vida de una persona.

Las adrenales son dos glándulas pequeñas del tamaño de una nuez situadas encima de los riñones. A pesar de ser pequeñas, son muy importantes para la salud y el bienestar. Las adrenales afectan virtualmente todos los sistemas de tu cuerpo. Ayudan a que nuestros cuerpos respondan ante el estrés, manteniendo la energía, regulando el sistema inmunológico y el ritmo cardiaco. También mantienen los niveles de minerales y de azúcar en la sangre, los niveles de otros fluidos y llevan la presión sanguínea a un rango saludable. Producen adrenalina y noradrenalina, las llamadas hormonas de la "lucha o la huida" que ayudan a que el cuerpo enfrente la tensión aguda. Estas son las hormonas que dan a las personas fuerza sobrenatural, como para levantar un auto cuando un niño está atrapado debajo de éste o cuando se requiere la energía para correr velozmente y escapar así de un atacante. Las glándulas adrenales fabrican más de 30 esteroides incluyendo el cortisol, la dehidroepiandrosterona y la cortisona, que ayuda a que el cuerpo controle las grasas, las proteínas, los carbohidratos, a regular los niveles de insulina, a reducir la inflamación y a mejorar el desempeño del sistema inmunológico.

Cuando las glándulas adrenales están saludables, secretan cantidades justas de hormonas esteroides. Sin embargo, demasiado esfuerzo o tensión física, emocional, ambiental o psicológica, causa desequilibrio en su funcionamiento. Esto puede llevar a la fatiga adrenal, que ocurre cuando las glándulas adrenales ya no pueden con la tensión a la que son sometidas. Los síntomas clásicos son: fatiga, baja energía, antojos, insomnio, irritabilidad, ansiedad y poca concentración. Mucha gente con fatiga adrenal se acostumbra a depender de estimulantes como la cafeína y el azúcar para seguir funcionando, pues se sienten cansados durante el día. Luego consumen alcohol y otros relajantes para calmarse al final del día, pues les cuesta trabajo salir del ajetreo diurno para descansar por la noche.[1]

Pueden existir muchas causas para la fatiga adrenal, como las presiones laborales, los traumas emocionales, las tensiones en la relación de pareja, las enfermedades crónicas, las infecciones, el dolor, las cirugías, el duelo, las dificultades financieras, la falta de sueño, la depresión y la ansiedad.

---

[1] Atkinson, Mark, *The Mind–Body Bible*, Londres, Piatkus, 2007.

Síntomas de la fatiga adrenal

1. Cansancio sin razón aparente.
2. Mareos al pararse.
3. Sensación de estar más alerta y despierto por la noche.
4. Antojo de alimentos salados, de azúcar o de regaliz.
5. Estrés, inquietud, sensación de estar abrumado.
6. Dificultad para perder peso.
7. La gente se torna olvidadiza o siente que su memoria de corto plazo está fallando.
8. Se requiere del azúcar, la cafeína y la nicotina para seguir adelante.
9. Se va de una lado al otro todo el día.
10. Ansiedad, irritabilidad o nerviosismo.
11. Baja libido.
12. Sueño interrumpido o insomnio.

Si presentas varios de estos síntomas, podrías tener fatiga adrenal.

Si un paciente me pidiera una revisión de la glándula adrenal, podría aplicarle una de las muchas pruebas que hay para medir la hormona DHEA y el cortisol con una muestra de saliva. Esta muestra se toma diferentes momentos en un periodo de 24 horas. Entonces compararía los niveles con los de personas sanas. Existen muchos nutriólogos, naturópatas y médicos con entrenamiento semejante al mío que pueden realizar estas pruebas para ti. En la sección de Recursos, en las páginas 288-289, encontrarás sugerencias de empresas que pueden realizar estas pruebas.

Si tienes acceso a un aparato para medir la presión sanguínea, podrías intentar lo siguiente: recuéstate durante cinco minutos, checa tu presión sanguínea y apunta el resultado. Mantén puesto el brazalete del aparato de medición, ponte de pie e inmediatamente vuelve a tomar tu presión sanguínea. La primera cifra de la lectura debe aumentar un poco o mantenerse igual. Si desciende, puede indicar fatiga adrenal. Repite la prueba para confirmar los resultados.

La hormona esteroide DHEA, que contribuye a los niveles de energía, también puede medirse en una prueba de sangre para saber si los niveles se encuentran dentro del rango normal. Si los niveles de esta hormona resultan demasiado bajos, entonces puede que sufras de desequilibrio adrenal.

¿Piensas que no te ves tan bien como antes?

Además de causar incremento en la grasa abdominal y círculos alrededor de los ojos, cuando se sufre de fatiga adrenal la piel sufre. El cuerpo desperdicia demasiada energía en mantener a las glándulas adrenales funcionando, pero éstas ya no logran llevar los nutrimentos hasta la piel. Con el paso del tiempo, este mal acelerará el proceso de envejecimiento y te hará lucir mayor antes de tiempo, a menos que tomes medidas para que tus glándulas se recuperen.

La medicina convencional y la fatiga adrenal

La medicina alópata no reconoce la enfermedad de la fatiga adrenal y a los médicos no se les enseña sobre ella en la escuela de medicina. La fatiga adrenal fue descubierta por el Dr. James Wilson, el cofundador del Colegio Canadiense de Medicina Naturópata, en 1998. El doctor pensaba que dos terceras partes de la población estadounidense sufría de este mal. Notó que muchos de sus pacientes presentaban síntomas como cansancio, problemas para levantarse por las mañanas, dependencia del café, las bebidas de cola o los bocadillos dulces y salados, Además, se sentían agotados

y estresados. Él llamó a este mal el "Síndrome del siglo XXI".[2]
No existe evidencia científica concreta que justifique el diagnóstico de fatiga adrenal. Sin embargo, las pruebas realizadas en la
saliva indican niveles anormales de cortisol. Yo pienso que se trata
de un fenómeno real, sobre todo porque lo he padecido al haber
llevado un estilo de vida errático. Se reconocen otros males o desequilibrios adrenales, como el Síndrome de Cushing (demasiado
cortisol) y el Mal de Addison (poco cortisol, aldosterona y otras
hormonas sexuales.

Cómo tratar la fatiga adrenal

A lo largo de este libro menciono constantemente que el cambio
en el estilo de vida es la clave para mejorar tu salud. La cuestión
no es muy distinta en el caso de la fatiga adrenal. Los siguientes
consejos los puedes poner en práctica por ti mismo y no son costo-
sos. Varios de estos pasos se analizarán a más detalle en este libro.

1. Identifica y resuelve tus principales fuentes de estrés.

Cuando el estrés se convierte en el estado predominante de la
vida, nuestros cuerpos tratan de protegernos acumulando grasa.
Debemos reducir el estrés para que los cuerpos salgan de la "modalidad de crisis".

Piensa en las principales causas de estrés y encuentra una solución. Por ejemplo, si estás endeudado, puedes tratar de conseguir
un plan de reestructura de deuda, o si tienes problemas en el trabajo, pueden procurar una cita con tu jefe para hablar del asunto.
Haz una lista de las acciones a implementar. Establece un límite
de tiempo para realizarlas. Es importante tomar acciones prácticas
para mejorar tu situación. Si necesitas ayuda profesional, hacer una
cita con tu médico puede ser un muy buen primer paso.

---

[2] www.adrenalfatigue.org.

¿Cómo es que el estrés me puede hacer engordar?

Cuando estás estresado, tu cuerpo envía una señal para que las glándulas adrenales liberen más cortisol. El cortisol detiene la producción de una hormona llamada leptina. La leptina se ocupa de hacernos saber que ya estamos saciados o satisfechos con la comida. Cuando no tenemos suficiente leptina, tendemos a comer de más y a consumir productos ricos en carbohidratos, particularmente. Cuando experimentamos estrés de largo plazo, el cortisol y la insulina mantienen niveles elevados en la sangre, y cuando la glucosa extra no se requiere para producir energía, se acumula en forma de grasa —grasa abdominal principalmente. Los científicos han descubierto que las células grasas tienen receptores especiales para el cortisol, y también parece que existen más de estos receptores en las células grasas que se encuentran alrededor del estómago, comparando con el resto del cuerpo.

2. Come para recuperar la energía.

Comer regularmente a lo largo del día hará que tus hormonas y los azúcares en la sangre no fluctúen demasiado. Cuando comemos opíparamente, el cortisol, la hormona que se encarga de almacenar la grasa, se libera, por lo que es mejor comer fuerte temprano durante el día.

Tal vez no te sorprenda saber que dejar de comer golosinas azucaradas te ayudará a superar la fatiga adrenal. El cuerpo suele tener antojo de azúcar o de alimentos salados cuando se encuentra en este estado. Mucha gente depende de la cafeína para seguir adelante, pero a fin de cuentas esto lleva a una baja de energía. Los mejores alimentos para apoyar a las glándulas adrenales con sus micronutrientes, son los espárragos, el aguacate, el ajo, la col y el jengibre.

3. Toma suplementos.

Las vitaminas B y C, y los ácidos grasos de pescado omega-3, son un buen apoyo para las glándulas adrenales. Puedes ingerir esto bajo la forma de suplementos o ingerir más alimentos ricos en vitaminas B y C, como el aguacate, la toronja, las fresas, plátanos, naranjas y las moras azules, por mencionar sólo algunos. Los ácidos grasos de pescados omega-3 se encuentran en los pescados aceitosos, como la macarela y el salmón. Además, las hierbas como el ginseng, la rhodiola rosea, la ashwagandha, el extracto de micelio de timo cordyceps y la teanina.

Hay algunos suplementos herbales que pueden ayudar a las glándulas adrenales. Además, existe un suplemento con concentrado de las glándulas pituitaria y adrenales de bovinos, lo que ayuda al buen funcionamiento de ambas glándulas en el hombre, pero este tipo de suplementos sólo debe ingerirse bajo la supervisión de un profesional de la salud.

4. Ejercítate ligeramente.

Cuando se padece fatiga adrenal, ejercitarte fuertemente sólo pondrá más presión en las adrenales. Es mejor realizar sesiones de 15-30 minutos de ejercicio ligero al día. Caminar, hacer yoga y nadar son formas ideales de ejercicio. También conviene respirar aire fresco siempre que sea posible, por lo que debes procurar realizar caminatas al aire libre.

5. Tiempo para relajarse.

Procura reservar tiempo cada día para relajarte. No importa si se trata de sólo 5 ó 10 minutos. Caminar, los baños calientes, los masajes, la lectura y la meditación son opciones simples y efectivas. Sal y diviértete. Nos relajamos cuando hacemos cosas que disfrutamos. Cuando te sientas estresado, respira hondo por la nariz algunas veces. Esto ayuda a bajar el ritmo cardiaco. En nuestros días, todos estamos extraordinariamente ocupados, pero vale la pena aprender a darnos cuenta de los primeros signos del estrés, para así poner un alto o relajarnos con la meditación o con una buena taza de té herbal. Aprenderás más sobre esto en otros capítulos.

¿Sabías que...

- 95 por ciento de las personas quisieran tener más energía?
- La fatiga adrenal es una causa mayor que conduce a la escasa energía, pero no se reconoce oficialmente por los médicos convencionales?
- La fatiga adrenal puede ser la razón por la que no logras perder peso?
- Quince minutos de ejercicio suave al día suelen ser mejores que una sesión extenuante en el gimnasio?

CAPÍTULO 5

Salud digestiva

El tracto digestivo es el órgano más grande del cuerpo. Es esencial para que podamos digerir nuestra comida, absorber nutrimentos y remover los desperdicios y las toxinas. Sin embargo, nuestro sistema digestivo también realiza muchas otras funciones para el sostenimiento de nuestra salud. Un tracto digestivo que funciona bien es necesario para proveer nutrimento y energía vital al cuerpo y a la mente. Por supuesto que el funcionamiento óptimo del sistema digestivo es esencial para tener un buen sistema inmunológico y para optimizar los procesos de limpieza y curación en el cuerpo.

Desafortunadamente, si tus tripas no funcionan a la perfección, no te beneficiarás del programa de limpieza o desintoxicación. Por ello, el primer paso es lograr el equilibrio y la salud digestiva.

Abajo encontrarás una lista de los problemas gástricos más comunes y cómo puedes resolverlos.

Síndrome de la filtración intestinal

Estamos ante un fenómeno bien conocido en el mundo de la medicina integral, pero tristemente la medicina convencional no lo reconoce. Yo sólo sé que, cuando trato a los pacientes que presentan sus síntomas, éstos desaparecen "milagrosamente" después de haber estado presentes durante años.

Ian es consultor psiquiátrico y buen amigo mío. Una noche salimos a cenar después de no habernos visto por un tiempo. Me dijo que la había pasado muy mal por una acidez terrible, con dolor abdominal e inflamación. Visitó a su médico varias veces, se realizó pruebas sanguíneas, un ultrasonido y hasta una endoscopía; todos los resultados fueron normales. Sin embargo, él seguía sufriendo estos horribles síntomas que afectaban su vida cotidiana.

No me sorprendió que las pruebas dieran resultados normales y se lo dije. Sabía qué estaba mal y cómo tratarlo; le expliqué con detalle el Síndrome de la Filtración Intestinal. Luego, le receté un régimen intensivo de suplementos por tres meses. En el primer mes desaparecieron casi todos los síntomas y tres meses más tarde todo estaba resuelto sin siquiera requerir de cambios en la dieta.

¿Qué es el Síndrome de la Filtración Intestinal?
Comemos muchos y diversos tipos de alimentos, al hacerlo, nuestro estómago produce jugos gástricos para procesarlos. Los alimentos que nos conviene consumir, como frutas, vegetales, aves y otros alimentos integrales, son muy fáciles de digerir. Pero la mayoría de nosotros, si no es que todos, comemos cosas que no estamos diseñados para digerir, como los alimentos procesados, la comida rápida, el alcohol, el café y las bebidas carbonatadas. Como resultado, producimos más ácidos gástricos para digerirlos lo que, con el paso del tiempo, puede dañar el delicado recubrimiento del estómago y los intestinos. Se puede llegar a un círculo vicioso.

Consecuentemente, las partículas de comida no digerida no se absorben apropiadamente y se piensa que algunas micro partículas pasan por las paredes del intestino sin ser digeridas. Cuando existen partículas extrañas en el cuerpo, éste produce una respuesta inmunológica para destruirlas, de modo que los glóbulos blancos atacan a las partículas extrañas y el recubrimiento del intestino, causando un daño todavía mayor. Así se producen dolor, inflamación y agruras. Dado que el flujo constante de nutrientes no puede absorberse apropiadamente, esto puede llevar al cansancio. También puede llevar a un aumento de peso, pues este tipo de ataques digestivos causan inflamación. El tratamiento principal consiste en reparar el recubrimiento del intestino con suplementos. Si padeces este síndrome, un programa de limpieza o desintoxicación fracasará, porque no importa cuántos nutrimentos buenos pongas en tu cuerpo si éste no logra absorberlos.

Cómo tratar el Síndrome de la Filtración Intestinal
Para curar a los pacientes que padecen filtración intestinal, uso alimentos probióticos en forma de tabletas. Al hacerlo, también combato otros síntomas y males que se detallan a continuación. También recomiendo los siguientes suplementos para sanar al intestino.

- *Enzimas digestivas:* éstas ayudan a procesar las proteínas, los péptidos, carbohidratos, azúcares, grasas y lactosa. Se deben tomar tres veces al día con los alimentos, para así mejorar la digestión.
- *Canela:* alivia el intestino y ayuda a estabilizar los niveles de azúcares en la sangre.
- *Ácido caprílico:* Se trata de un ácido graso que elimina compuestos indeseados del intestino. También es muy bueno para procesar la levadura o las células de cándida. La dosis recomendada suele ser de 1 a 2 gramos tres veces al día, con los alimentos.
- *L-glutamina:* Es esencial para el funcionamiento del intestino delgado. Recomiendo de 3 a 5 gramos diarios.
- *Glucosamina:* Un elemento que ayuda a construir tejido conector y a regenerar la mucosa intestinal.
- *Concentrado de papaya:* La papaya tiene un alto contenido de papaína, una potente encima proteólica que ayuda a descomponer las proteínas. La papaya también es buena para la función

intestinal y tiene efectos benéficos para el estómago y el tracto digestivo.

- *Gamma orizanol:* Un extracto natural del aceite de arroz integral, que ayuda al intestino.
- *Cápsulas de ajo:* Contienen alicina, un compuesto sulfúrico que puede ayudar a establecer un equilibrio microbiano.
- *Extracto de semillas de toronja:* puede apoyar el equilibrio microbiano en el intestino.

Existen compuestos mixtos que contienen estas sustancias en cápsulas, lo que puede ser una forma sencilla de ingerir estos componentes, pues no tienes que preocuparte por medir las dosis de muchos elementos. En uno a tres meses mejorará tu estado y los síntomas cederán.

Probióticos

Nuestros intestinos están repletos de bacterias "amigables" que sirven para eliminar a las bacterias nocivas contenidas en los alimentos. Ayudan a la digestión y a la absorción de los nutrimentos. También ayudan a la peristalsis, que es el proceso que permite que la comida y los desechos se muevan por el sistema digestivo. Protegen las membranas mucosas al estimular la producción de mucinas, que son las proteínas en la mucosa que lubrican y protegen la capa interior de nuestros tejidos. Mejoran el equilibrio de las bacterias benéficas en la zona genital y reducen las posibilidades de padecer infecciones urinarias y vaginales. En el intestino, estas bacterias ayudan a producir vitaminas B esenciales para el correcto funcionamiento del sistema neurológico y para ayudarnos a sentirnos llenos de energía.

Los niveles de estas buenas bacterias pueden disminuir debido a una dieta pobre, al estrés, fumar, beber alcohol, los cambios hormonales, cirugía y los medicamentos. Es justo en estos casos en que se puede necesitar un suplemento probiótico.

Las investigaciones han demostrado que los probióticos podrían resultar benéficos para muchos males, que van desde la diabetes tipo 1 a la fibromialgia. Los científicos tratan de desarrollar probióticos específicos para prevenir cavidades dentales, para aliviar la garganta irritada, para hacer espráis nasales y hasta desodorantes probióticos.[1]

Los suplementos probióticos vienen en varias presentaciones. Los más conocidos son los que se venden integrados al yogur o a las bebidas lácteas y que son muy populares en el supermercado. Estos productos contienen pequeñas cantidades de bacterias "amigables", pero también tienen azúcar, grasa y saborizantes artificiales. Los probióticos también se presentan en forma de cápsula, y suelen tener mayores niveles de estos organismos y ofrecer distintas cepas a las que promueven los yogures y los lácteos a que nos referimos. Si el costo es factor, tomar uno de estos yogures o bebidas es una buena opción.

Puede que requieras de probióticos si:

- Padeces agruras, reflujo o hernia hiatal.
- Sufres inflamación.
- Padeces resfriados frecuentes.
- Te sientes fatigado.
- Si expulsas heces muy olorosas.
- Tienes muchos gases.
- Padeces alergias.
- Tienes Síndrome del Intestino Irritable.
- Padeces constipación o diarrea.

---

[1] Marsden, Kathryn, *Good Gut Bugs*, Londres, Piatkus, 2010.

- Tienes mal aliento.
- Si tienes mal olor corporal.
- Tienes aftas, descargas vaginales o infecciones urinarias.
- Te duele el estómago.
- Tomas antibióticos más de una vez al año.
- Te recetan estatinas, esteroides, inhaladores o medicamentos que suprimen la producción de ácidos digestivos en el estómago.

¿Cómo pueden ayudarte los probióticos?
Sirven para tratar síntomas como la inflamación, el dolor, la distensión abdominal, la diarrea y el estreñimiento. Además, pueden combatir muchos otros síntomas.

Resfriados y gripes
Los probióticos pueden ser valiosos para estimular un sistema inmunológico débil. Estudios realizados en gente sana descubrieron que quienes consumen suplementos y alimentos probióticos padecen menos resfriados y gripes estacionales. Los probióticos pueden beneficiar al sistema inmunológico e incrementar la resistencia a las infecciones al producir antibióticos. Protégete consumiendo diariamente un multivitamínico y un suplemento probiótico, especialmente durante el invierno. Estudios demuestran que los suplementos, cuando se toman con probióticos durante tres meses, pueden disminuir la severidad de los síntomas y la duración de los resfriados.[2]

---

[2] Kang, E, *et al.*, "The Effect of Probiotics on Prevention of Common Cold: A Meta-Analysis of Randomized Controlled Trial Studies", Korean Journal of Family Medicine, número 34 (1), 2013, págs. 2-10.

Alergias

Existe un vínculo entre las bacterias intestinales nocivas y las alergias. Los estudios tratan de dilucidar si es que los probióticos pueden ayudar al tratamiento del asma y las alergias al cambiar la respuesta inflamatoria en el intestino. Algunos estudios demuestran que las personas con alergias tienen niveles más bajos de flora intestinal saludable. Los probióticos pueden ayudar a restablecer el equilibrio bacterial, brindando una barrera protectora al intestino. Las investigaciones también demuestran que la gente que incluye en su dieta leche fermentada tiene una mayor inmunidad ante el polen (tienen niveles menores de un anticuerpo que agrava los síntomas de la alergia). También tenían niveles más altos de inmunoglobulina G, que protege contra las reacciones alérgicas. Recomiendo tomar suplementos probióticos puesto que pueden reducir los síntomas de la alergia respiratoria, como el asma y el eczema. Es importante recordar que los suplementos pueden requerir de 12 a 16 semanas para tener efectos.

Mal aliento

La mayor parte de los olores corporales, como el mal aliento, son causados por bacterias nocivas. El mal aliento puede estar causado por dientes que se están pudriendo, encías enfermas, mala digestión, por la presencia de una bacteria que causa úlceras (*Helicobacter pylori*) o por muchos otros males. El mayor problema es que las bacterias que están en nuestra boca pueden alimentarse de esa dotación constante que les llega. Algunas personas, por naturaleza, tienen un nivel bajo de bacterias malas (patógenas) y niveles mucho más altos de bacterias protectoras en la boca. Tristemente, sólo dos por ciento de la población cae en esta categoría; el resto de nosotros tiene que trabajar para recuperar el equilibrio de nuestra población de bichos.

Cuidado dental

Además de tener una buena higiene bucal, puedes alentar la población de bichos buenos en el intestino si consumes productos lácteos fermentados a tu dieta, como yogur vivo por ejemplo. Toma un suplemento probiótico con regularidad. Éstos funcionan reduciendo el riesgo de caries dentales en los niños, lo que significa que en la vida adulta se desarrollarán menos cavidades, con lo que se reduce la probabilidad de padecer úlceras bucales y otras infecciones orales.

Cansancio

¿Sueles sentirte cansado después de comer? Tomar un probiótico puede ayudarte a digerir, para que no tengas que invertir tanta energía en hacerlo. Los probióticos también te ayudan a absorber mejor los nutrimentos, lo que también puede ayudarte a sentir mejor, con mayor energía. Los probióticos ayudan a remover los desperdicios y las toxinas del cuerpo. Cuando tu cuerpo está lleno de toxinas, las células no logran operar puesto que no obtienen el oxígeno necesario. Esto lleva al dolor, la inflamación y el cansancio. Los probióticos tienen un efecto limpiador y ayudan a eliminar los desperdicios acumulados en tus intestinos. Cuando tu cuerpo está limpio por dentro, sin ser afectado por toxinas y desperdicios, las células pueden obtener el oxígeno necesario. Más oxígeno significa más energía para lo que quieres hacer.

Levadura/cándida
Crecimiento excesivo en el intestino

Cuando consultas a la mayoría de los médicos, suelen fijarse en la posibilidad de aumento anormal de levadura en la boca y en la zona genital, pero rara vez consideran la posibilidad de este crecimiento en el intestino. Sin embargo, he visto a muchos pacientes que padecen este problema.

Pongamos por ejemplo a mi buena amiga. Vicky y yo hemos sido amigos desde que teníamos 4 años y, en lo que a tiempo se refiere, es mi más vieja amiga (¡en cuanto a edad, yo nací un día antes que ella, por lo que técnicamente yo soy la más vieja!). Vicky no se había sentido bien. Tenía varios síntomas de intestino irritable. Su estómago estaba inflamado (normalmente es esbelta). También se sentía agotada y estaba enfermando de males virales con cierta frecuencia. Visitó a su médico y le recetaron medicamentos para atender los síntomas, pero la causa seguía sin resolverse y esto la estaba agotando. Algunos de los exámenes que le realizaron demostraron que tenía cándida, por lo que siguió una dieta estricta y tomó suplementos. Esto fue hace muchos años. Sus cambios dietéticos fueron duraderos y ya no ha tenido más problemas.

¿Qué es la cándida?

La cándida es un hongo y una forma de levadura. Una cantidad muy pequeña de cándida vive en nuestra boca e intestinos. Su función es ayudar a la digestión y a la absorción de los nutrientes. Sin embargo, cuando su reproducción es excesiva, suele contribuir al Síndrome de la Filtración Intestinal al romper la pared intestinal y pasar al torrente sanguíneo, liberando sustancias extrañas al cuerpo y provocando varios problemas de salud, desde cuestiones digestivas hasta fatiga.

Las causas del crecimiento excesivo de la cándida
A veces, nuestro intestino no logra mantener a raya los niveles de cándida y esto provoca una sobrepoblación. Las causas más comunes de esto son:

- Una dieta alta en azúcares refinados y carbohidratos —el azúcar es comida para la cándida.
- Llevar un estilo de vida muy estresado.
- Tomar antibióticos para solucionar problemas de salud, puesto que los antibióticos también matan a las bacterias buenas del intestino.

Síntomas de la cándida
Los síntomas son variables. A continuación mencionamos algunos:

- Infecciones de la piel y las uñas, como el pie de atleta o las infecciones de hongos en las uñas de los pies.
- Cansancio y desgaste, o padecer el Síndrome de Fatiga Crónica.
- Problemas digestivos como la inflamación, la constipación o la diarrea.
- Problemas en la piel como eczema, urticarias.
- Cambios de humor, ansiedad y depresión.
- Dificultad para concentrarse, mala memoria, hiperactividad y confusión.
- Infecciones vaginales, del tracto urinario, comezón vaginal o rectal.
- Puede contribuir a empeorar los males autoinmunes, como la artritis reumatoide, la esclerosis múltiple o la colitis ulcerada.
- Alergias estacionales severas y comezón.
- Fuertes antojos de azúcar y carbohidratos refinados.

La cándida se diagnostica con base en la sintomatología y también existen pruebas para detectarla. Un buen médico naturópata, o un médico integral pueden ayudarte a interpretar los análisis.

Tratar la cándida en su totalidad puede llevar hasta seis meses e implica tomar las medidas ya mencionadas para tratar el Síndrome de la Filtración Intestinal. También es importante tomar un buen suplemento probiótico, como ya se discutió. Los cambios en la dieta son clave para lograr que el intestino mejore. El azúcar es alimento para la levadura, así que, por lo regular, los pacientes requieren de una dieta baja en carbohidratos y deben evitar los dulces, el chocolate, los postres, el alcohol y las harinas. Para evitar que la cándida siga extendiéndose, es mejor cortar el azúcar refinada completamente y limitar los carbohidratos complejos a una sola ración (me refiero a granos, frijoles, frutas, pan, pasta y papas).

Limpieza del hígado

El hígado es el órgano más importante para la desintoxicación natural de nuestros cuerpos. Desempeña funciones vitales al regular, sintetizar, almacenar, secretar, transformar y desintegrar muchas sustancias distintas en el cuerpo. Algunas de estas funciones incluyen la regulación de los depósitos grasos, la purificación de la sangre y la remoción de los productos de desecho, la neutralización y destrucción de toxinas, la fabricación de nuevas proteínas, el proceso del alcohol, las drogas y los químicos del cuerpo, la ayuda al proceso digestivo con la producción de bilis, la ayuda a que el cuerpo resista infecciones al producir varios factores de inmunidad, el almacenamiento de las vitaminas, minerales y azúcares, el sostenimiento del equilibrio hormonal y el control del colesterol.

Es importante hacer notar que el hígado puede volverse flojo y funcionar por debajo del nivel óptimo debido a las dietas altas en proteínas, al consumo de demasiados carbohidratos refinados, al comer en exceso, al alto consumo de medicamentos o drogas, alcohol, toxinas, a los pesticidas en el ambiente, a los males crónicos como la hepatitis y a la falta de ejercicio. Cuando nuestro hígado funciona por debajo de su capacidad puede contribuir a que nos sintamos torpes y cansados debido a la acumulación de toxinas en el cuerpo. Yo recomiendo tomar suplementos nutrimentales para ayudar al hígado. Existen muchas fórmulas en el mercado, pero debes buscar las que contienen silimarina (Sylibum marianum), raíz de diente de león, alcachofa o remolacha, además de la hierba llamada Picrorhiza kurroa.

Es posible hacer una limpieza del hígado y de la vesícula biliar en casa, pero se trata de un proceso intensivo y sólo lo recomendaría si has realizado el programa de purificación de tres semanas. Si eres nuevo en este tipo de técnicas, espera a que tu salud general y tu energía estén mejorando o habla con un médico integral o con un practicante como yo para recibir ayuda. Estos "enjuages" del hígado/vesícula biliar colaboran a un importante proceso de desintoxicación que facilita la limpieza de la vesícula —el sitio en donde el hígado almacena bilis, que procesa los aceites y las grasas.

La purificación implica beber jugo de manzana con cada alimento durante cinco días y luego tomar una mezcla de aceite de oliva, jugo de limón y sal de Epsom (sulfato de magnesio) para así limpiar el hígado y deshacerse de algunas piedras de la vesícula. No doy las instrucciones completas aquí, pues siento que es mejor hacer esto con el conocimiento y el apoyo de un profesional de la medicina integral. Existen muy buenos sitios en línea para obtener mayor información. Además, existe un libro excelente de Andreas Moritz, llamado *The Liver and Gallbladder Miracle Cleanse* (ver la sección de Recursos, en la página 289) que ha sido muy útil para mí.

Intolerancias alimenticias

En mi opinión, casi todo mundo tiene una pequeña intolerancia al gluten, el trigo y los lácteos. Nuestro cuerpo puede tolerar de vez en cuando una pequeña cantidad de estos alimentos en nuestra dieta, pero no está diseñado para tener que procesarlos en grandes cantidades. Sin embargo, la mayor parte de nosotros ingerimos estos alimentos varias veces al día. Estas ligeras intolerancias llevan a la producción de síntomas como incomodidad abdominal, inflamación, ganancia de peso, problemas de concentración, dolores y, por supuesto, fatiga.

Piénsalo: puedes tomar un poco de leche cada día (en tu té por ejemplo), o comerte un pan tostado por la mañana o un sándwich para el almuerzo, pero la cantidad de gluten que consumimos es francamente excesiva. Todo termina sumándose. También se requiere de mucha energía para digerir estos alimentos. Mi amiga Temi me dijo que cuando comía un emparedado en el almuerzo se sentía muy cansada y lerda por la tarde. En cambio, si comía una ensalada se sentía con más energía. La sencilla razón por la que sucede esto es que el cuerpo lucha para digerir el pan procesado, pero puede procesar bien los alimentos que son fáciles de digerir, como la ensalada y la proteína. Por lo tanto, sugiero a todos mis pacientes que disminuyan la cantidad de gluten y lácteos en su dieta, y que traten de limitar la ingesta a un máximo de cinco raciones por semana si tiene síntomas gástricos, después de haber pasado un tiempo de al menos tres semanas en el que eliminaron estos alimentos por completo.

Es importante comprender que no se trata del mismo tipo de alergia que te hace sentir muy mal o que provoca fuertes reacciones alérgicas si se consume un alimento determinado. Tener una intolerancia significa que si comes en exceso ciertos alimentos, te sentirás adormilado, inflamado y lejos de tu nivel óptimo de bienestar y energía.

Si crees tener otras intolerancia alimenticias, o si tus síntomas gástricos no ceden siguiendo los consejos antes mencionados, existen muchas pruebas para detectar intolerancia a alimentos. Recomiendo que consultes con tu profesional de la salud para obtener más consejos.

Llegado este punto debe quedarte claro que, técnicamente, no existe un Síndrome del Intestino Irritable. Si tienes síntomas, es que tu cuerpo te dice que algo está fuera de balance, y los síntomas no se irán hasta que logres restaurar el equilibrio de tu cuerpo. Para obtener la verdadera salud y aumentar tu nivel de energía, comienza con tratar de arreglar lo que sucede en tu intestino. Usa los consejos mencionados y el cuestionario de las páginas 26 a 29.

Cuando recuperes la salud de tu intestino, notarás cambios, como la ausencia de agruras o inflamación, o que tu función digestiva se torna más regular. Incluso te darás cuenta de que te dan menos resfriados o fiebres. Y te recuperarás de los excesos más rápido. Se trata del primer paso para mejorar tu energía general.

CAPÍTULO **6**

Rompe con tu adicción al azúcar

Durante una entrevista reciente, se me preguntó qué único cambio haría la diferencia más grande en la salud de un individuo. Me tomó algo de tiempo dar con una respuesta, pues hay muchas cosas que pueden mejorar drásticamente la salud. Pensé en mencionar el ejercicio regular, o consumir diez porciones de frutas y vegetales al día, o no fumar, pero hubo un cambio que superó a todos: eliminar el azúcar.

Créeme: sé que es difícil. Me encantan los dulces. Si no me controlara, comería chocolate y pastel todo el día y pesaría 130 kilos. Esto a pesar de todo mi entrenamiento y conocimiento sobre la salud y la nutrición. Es mi cocaína y me queda claro que no estoy sola: en Gran Bretaña, ¡la persona promedio consume 238 cucharaditas de azúcar a la semana![1]

Ahora se consume menos azúcar al año y recibimos menos calorías proveniente del azúcar de mesa, de los jugos de frutas y de la miel. No obstante, la obesidad sigue en aumento. La mitad de los británicos está pasado de peso y 26 por ciento son obesos. Esto cuesta unos cinco mil millones de libras esterlinas al año en

---

[1] Gillespie, David, *Sweet Poison: Why Sugar Makes Us Fat*, Londres, Penguin, 2013.

servicios de salud.[2] Yo relaciono esto con el aumento en nuestro consumo de azúcar, que se debe a la utilización de azúcares ocultos en la comida. El azúcar está en todas partes: la encuentras en todos los alimentos procesados, incluyendo el pan (hasta el integral), las bebidas, los yogures, las salsas de cocina, por nombrar sólo algunos alimentos. Es interesante hacer notar que no existe ingesta diaria recomendada para el azúcar, como sucede con las grasas, las proteínas e incluso las vitaminas y minerales. La cantidad de azúcar que consumimos puede contribuir a que los niveles de azúcares en la sangre varíen mucho, haciéndonos sentir muy animados para luego dejarnos en cuanto el azúcar se ha terminado.

¿Eres adicto al azúcar?

1. ¿Te cuesta trabajo pasar por el pasillo de los dulces del supermercado sin comprar algo?
2. ¿Hay veces en que sientes que *tienes* que consumir azúcar?
3. ¿Tienes rutinas que giren alrededor del azúcar como comer un chocolate o un pudín todos los días a cierta hora?
4. Si te ves obligado a no consumir azúcar durante 24 horas, padeces síntomas de abstinencia, como dolores de cabeza, cambios de ánimo repentinos o sensación de letargo?

Si respondes positivamente a más de una de estas preguntas, entonces es posible que tengas adicción al azúcar. No te preocupes. Este capítulo te ayudará a entender por qué te has vuelto adicto y cómo puedes romper esta adicción.

[2] Scarborough, P. *et al.*, "The economic burden of ill health due to diet, physical inactivity, smoking, alcohol and obesity in the UK: an update to 2006–07 NHS costs", *Journal of Public Health* (Oxford) número 33 (4), diciembre de 2011.

Así que, ¿de dónde vienen estos antojos? No existen alimentos venenosos que contengan fructuosa, lo cual puede comenzar a explicar la razón de que, en términos evolutivos, nos sintamos atraídos por los alimentos dulces. Sin embargo, comer una manzana o una naranja es muy diferente a comerte una rebanada de pastel de chocolate o una bolsa de dulces. La introducción de los jarabes de maíz de alta fructuosa hizo que el sabor dulce fuera fácil de reproducir. Investigaciones estadounidenses demuestran que, cuando una persona se somete a una dieta conformada por 25 por ciento de azúcar, hay un aumento en el colesterol malo y en otros marcadores en *sólo dos semanas*.[3]

El azúcar es completamente adictiva. Una resonancia magnética del cerebro de las personas mientras comen, demuestra que el azúcar activa nuestro cerebro de manera semejante a la cocaína. En cuanto la dulce sustancia toca nuestra lengua, aumenta el flujo sanguíneo al cerebro y se libera dopamina, igual que sucede con las drogas o el alcohol. Las investigaciones han descubierto que la gente que consume frecuentemente helados, pasteles, chocolates o refrescos, desarrollan tolerancia tal como sucede con los drogadictos y los alcohólicos, así que comen más y más azúcar para obtener la misma satisfacción.

Pero el azúcar no sólo te engorda e incrementa las posibilidades de sufrir un ataque cardiaco. El Dr. Lewis Cantley, profesor de Harvard, advierte que reducir la ingesta de azúcar reduce los riesgos de padecer cáncer. Esto se debe a que comer azúcar afecta los niveles de insulina, lo que puede tener efectos adversos en otros tejidos del cuerpo. Además, algunos tumores tienen sus propios

---

[3] Stanhope, KL, "Role of fructose-containing sugars in the epidemics of obesity and metabolic syndrome", *Annual Review of Medicine*, número 63, 2012, doi: 10.1146/annurev-med-042010-113026. Publicación electrónica, 2011: http://www.ncbi.nlm.nih.gov/pubmed/22034869.

receptores de insulina y usan el azúcar para crecer. Lo peor es que lo hacen antes que otros tejidos y músculos del cuerpo. El hecho es que el cáncer roba el azúcar a los órganos saludables. Estarás de acuerdo en que en esta situación, todos pierden.[4]

La dieta promedio

Esto es lo que una persona promedio puede comer en un día. El número que sigue a cada alimento representa las cucharaditas de azúcar (o su equivalente) contenidas en el alimento —no agregadas, sino ya incluidas en el producto.

Desayuno: cereal a base de trigo (2) con leche (1 ½). Jugo de naranja (5)

Comida: Sándwich de pollo (3), botella de refresco de cola (10 ½), barra de chocolate (5 ½)

Entre comidas: una manzana (3)

Cena: Vaso de vino (1), comida preparada (3)

Ingesta total de azúcar: 34 ½ cucharaditas

Consumo diario de azúcar recomendado por nutriólogos: 6 cucharaditas para las mujeres y 9 para los hombres.

Estamos ante números impresionantes. Hasta yo me sorprendí cuando lo vi sobre el papel. Sin embargo, es importante saber que se agrega azúcar a la leche, al pan y a casi todos los alimentos preparados.

[4]Lustig, Robert, *Fat Chance: The Bitter Truth About Sugar*, Londres, Fourth State, 2013.

El azúcar y el cansancio

Cuando consumimos azúcar, nos brinda un estallido de energía que puede durar unas horas, pero no más. Después experimentamos una "caída" cuando el sistema digestivo tiene que utilizar mucha energía para procesar estos alimentos.

El azúcar también trastorna el sistema de la orexina en nuestro cerebro. La orexina es una molécula semejante a las proteínas que regula una amplia gama de procesos mentales, desde la somnolencia hasta el hambre. La gente con niveles bajos de orexina sufre de narcolepsia (el mal en que te quedas dormido inesperadamente y en cualquier momento) y obesidad. Los estudios han demostrado que al inyectarles orexina, los ratones se tornan más activos y aumentan su metabolismo. En los humanos, los niveles bajos hacen que la gente se sienta exhausta.

El azúcar reduce la orexina, de modo que nos sentimos cansados y, por lo tanto, nos movemos menos y hacemos poco ejercicio. Debido a que nos sentimos tan cansados, ingerimos alimentos y bebidas azucaradas para sentirnos mejor. Como resultado, nuestro peso aumenta. Es un círculo vicioso. A la inversa, una dieta rica en proteínas como las que proporcionan las carnes, el pescado y los huevos, activa las moléculas de orexina las excita y eleva nuestros niveles de energía.[5]

Y ahora, la parte científica

De acuerdo: sabemos que el azúcar es altamente adictiva y creo haber dejado en claro que está en *prácticamente todo* lo que comemos. ¿Por qué es así?

En lo años setenta del siglo pasado, salieron a la luz dos publicaciones basadas en largos estudios. ¡Uno de ellos —*Pure, White*

[5] Burdakov, *et al.*, "Activation of central orexin/hypocretin neurons by dietary amino-acids", *Neuron*, 2011. Nov 17; 72 (4): 616-29, http://dx.doi.org/10.1016, j.neuron.2011.08.027

and Deadly— es posiblemente más preciso que *La profecía celestina!*[6] En este estudio, el autor —el nutriólogo y psicólogo británico, John Yudkin, predijo la epidemia de obesidad y las consecuencias a largo plazo que acarrearía el añadir azúcares a nuestra dieta. La segunda publicación —el Estudio de Siete Países—, demostró que los países que más grasa consumen tienen mayor incidencia en males coronarios.[7]

La información que proporcionó el Estudio de los Siete Países fue usada por los gobierno de todo el mundo para reducir la grasa de nuestra dieta. Pero a nadie se le ocurrió revisar si estos países también tenían un alto consumo de azúcar. El estudio ha sido criticado en razón de que los siete países (de ahí el nombre del estudio) examinados fueron elegidos por el autor —y no incluyó países como Holanda, cuyos habitantes consumen una dieta rica en grasas pero muestran un bajo nivel de males cardiacos, o a Chile, con su dieta baja en grasas pero con una tasa alta de padecimientos del corazón.

Después de la publicación de estos estudios, la industria alimenticia de todo el mundo se propuso reducir la grasa en nuestra dieta. Pero cuando un alimento se elabora sin grasa, sabe horrible. ¿Cómo mejorar el sabor? Sí, adivinaste: lo dulce.

Casi toda la comida procesada carece de fibra. La fibra hace que la comida procesada sea más difícil de congelar, reduce la vida útil del alimento en las repisas y alarga el tiempo de cocción. Pero la fibra es vital, pues puede prevenir los males cardiacos, la diabetes, el aumento de peso, algunos cánceres y mejora la salud digestiva. El papel de la fibra en el equilibrio de los azúcares en la sangre, en el control del peso y en la mejora de la salud digestiva, ayuda a

---

[6] Yudkin, John, *Pure, White and Deadly: How Sugar is Killing Us and What We Can Do to Stop It*, Londres, Penguin, 2012.

[7] Keys, Ancel, *The Seven Countries Study*: http://www.epi.umn.edu/ cvdepi/ study.asp?id=12.

regular la energía del cuerpo. Con una dieta alta en azúcar y baja en fibra, no debe sorprendernos ser un desastre.

Durante décadas hemos escuchado y creído el impreciso mensaje de que los alimentos de alto contenido graso causan problemas cardiacos y muchos otros trastornos a la salud. La verdad es que todos tenemos una dieta que es más baja en grasa que hace 40 años, pero somos más gordos y las tasas de padecimientos cardiacos se han elevado. De hecho, investigaciones recientes (de octubre de 2013) demuestran que las dietas altas en grasa no incrementan los males cardiacos en absoluto.[8]

No es mera coincidencia. La dieta baja en grasas pero alta en azúcar está causando todos estos problemas.

La glucosa es buena. Se trata del azúcar que usa el cuerpo para generar energía en cada célula. Al consumirse, 80 por ciento es utilizado por las células del cuerpo y 20 por ciento llega al hígado y se almacena como glucógeno para obtener energía en el futuro. La glucosa quita el hambre porque estimula la producción de insulina y leptina —uno hormona que se usa para desactivar nuestra sensación de hambre y que también juega un papel trascendental en la regulación de la ingesta y gasto de energía.

La fructuosa es el azúcar que usa la mayoría de los alimentos procesados, refrescos y edulcorantes. No es usada por las células de nuestro cuerpo para producir energía, así que toda llega al hígado para ser procesada. No desactiva la ghrelina, nuestra hormona que produce el hambre, por esto la gente puede comer muchísimo pastel sin detenerse hasta sentirse mal. La fructuosa tampoco estimula la producción de insulina o leptina. En el hígado, la fructuosa se convierte en ácido úrico, la sustancia, en altos niveles, causa la gota. También aumenta la presión cardiaca al bloquear la encima que

---

[8] Malhotra, Aseem, "Saturated fat is not the major issue", *British Medical Journal,* 2013; página 347 http://dx.doi.org/10.1136/bmj.f6340 (publicado el 22 de octubre de 2013).

mantiene baja la presión sanguínea. Así es como la fructuosa contribuye al mal cardiaco. Luego se procesa y se convierte en grasa. Por eso es que el azúcar, y no la grasa, causa aumento de peso.

En cuanto a si el azúcar es un veneno, los estudios han demostrado que el hígado lo procesa del mismo modo que al alcohol, y todos sabemos que eso no es bueno. Y sí: el azúcar causa ocho de los doce problemas que la ingesta excesiva de alcohol provoca —presión alta, pancreatitis, disfunción hepática, obesidad, males cardiacos, alto colesterol, adicción. Además puede pasar al feto, pero en lugar de causar el síndrome de alcohol fetal, causa resistencia fetal a la insulina. Es por ello que el azúcar es tan adictiva como el alcohol, porque el cuerpo la reconoce y trata de la misma manera.

Extrañamente, todos sabemos de los peligros del alcohol o del tabaco, y hay mucha promoción en ese sentido, pero muy poco se comenta del azúcar. Las familias no tienen idea de cuánto daño se hacen o causan a sus niños cuando les dan refrescos de cola, dulces y pasteles.

Azúcar: el veredicto

Consumir grandes cantidades de azúcar procesada causa elevaciones súbitas del azúcar en la sangre. Esto produce un repentino y temporal aumento de energía, pero luego se provoca un declive pronunciado, una caída masiva que nos lleva a sentirnos más cansados de lo que nos sentíamos en un principio. Estas subidas y bajadas constantes hacen que el cuerpo deje de ser capaz de regular su propia energía. El veredicto: una dieta rica en azúcar va a empeorar el cansancio que ya sientes.

La fruta

Por supuesto, también hay fructuosa en la fruta. ¿Significa esto que la fruta causa los problemas antes señalados? No. Permíteme explicar la razón. Un estudio demostró que siete días de dieta alta en fructuosa aumenta los depósitos de grasa en el hígado y en los músculos; también aumentaron los triglicéridos (la parte mala del colesterol) y disminuyó la sensibilidad a la insulina. Los voluntarios en el estudio bebieron una solución con 3.5 gramos de fructuosa por kilogramo de peso.[9] Si pesas 70 kilos, significa que tendías que consumir 245 gramos de fructuosa al día para tener efectos negativos semejantes. Si desearas obtener esta fructuosa a partir de los plátanos, tendrías que comer unos 35, o 20 manzanas, o 490 fresas, o 600 cerezas. Mi punto es que necesitas porciones muchísimo mayores de fruta para conseguir los efectos negativos de la fructuosa. El contenido de fructuosa en la fruta es mucho menor al que encontrarás en los pasteles o los refrescos.

Edulcorantes

Cuando visité Estados Unidos en unas vacaciones, siendo niña, recuerdo muy bien que la etiqueta de un edulcorante decía: "Este producto puede causar cáncer". Vi esta leyenda hace pocos meses en un viaje reciente a California. En los años setenta, un estudio con ratas de laboratorio demostró un aumento en el cáncer de vejiga debido al consumo de aspartame —un edulcorante muy famoso—. Esto ha sido negado por la FDA. Sin embargo, mucha gente aún establece un vínculo entre el aspartame y los dolores de cabeza, cánceres, fatiga, y otros síntomas neurológicos. Esto tampoco se ha probado, pero muchos de mis pacientes experimentan

---

[9] Lê, KA, *et al.*, "Fructose overconsumption causes dyslipidemia and ectopic lipid deposition in healthy subjects with and without a family history of type 2 diabetes", *American Journal of Clinical Nutrition*, junio de 2009, año 89 (6), páginas 1760-5, doi: 10.3945/ajcn.2008.27336, publicado electrónicamente el 29 de abril de 2009: http://www.ncbi.nlm.nih.gov/pubmed/19403641.

mejoría de sus síntomas cuando reducen la cantidad de edulcorantes consumidos.

Una investigación más reciente brindó resultados interesantes. El Estudio del Corazón de San Antonio demostró que la gente que bebe más de 21 Cocas de dieta a la semana, tiene el doble de riesgo de tener sobrepeso u obesidad, si se comparan con la gente que no las bebe.[10] El problema con el azúcar y los edulcorantes es que pueden sobrestimular los receptores de azúcar, por lo que es posible que los alimentos que tienen menos azúcar, como la fruta, resulten poco atractivos, por no hablar de la repulsión que pueden causar los vegetales. Puede que descubras que te sientes más atraído por los alimentos con saborizantes artificiales y con menos valor nutrimental. Mientras menos comida nutritiva consumas, menos vitaminas y minerales estarás ingiriendo, y eso te conducirá a un desequilibrio energético que puede contribuir a la fatiga.

Un estudio multiétnico sobre la aterosclerosis demostró que el consumo diario de bebidas de dieta está asociado con un riesgo 36 por ciento mayor de padecer síndrome metabólico, y un incremento de 67 por ciento en las probabilidades de padecer diabetes tipo 2. Considerando que el propósito de estas bebidas es reducir el riesgo de padecer estas enfermedades, resulta que estamos ante un escenario bastante triste.[11]

[10] Williams, Rhiannon, et. al., "Adaptive sugar sensors in hypothalamic feeding circuits", *Proceedings of the National Academy of Sciences of the United States of America*, http://www.pnas.org/ content/105/33/11975.full.

[11] Nettleton, JA, et al., "Diet soda intake and risk of incident metabolic syndrome and type 2 diabetes in the multi-ethnic study of atherosclerosis (MESA)", *American Diabetes Association Diabetic Care Journal*, http://care.diabetesjournals.org/content/32/4/688.

Finalmente, los edulcorantes son tan adictivos como el azúcar. Un estudio demostró que, cuando las ratas son expuestas a la cocaína y la sacarina, la mayoría eligen la sacarina.[12]

¿Qué podemos hacer?

Ahora que sabes todo esto, ¿dejarás de comer azúcar por completo? ¡Ya puedo sentir tu resistencia! Al igual que a mí, puede que te cueste trabajo. Esto se debe a que el azúcar tiene propiedades que semejan mucho a las de las drogas y a la forma adictiva en que afecta a nuestro cerebro.

Este capítulo te dará mucho qué pensar. Sacar el azúcar de la dieta es una buena idea pero, como ya he mencionado, puede ser un reto. No te preocupes, estoy aquí para ayudar. He creado un plan energético de purificación que detallo en el capítulo 9, que te ayudará a librarte de los antojos.

Sólo recuerda que el azúcar contenida en una manzana no es igual a la que encuentras en una barra de chocolate. La manzana tiene azúcar y nutrientes, contiene fibra y produce una carga baja en el índice glicémico, lo que significa que no incrementará los niveles de azúcar en la sangre ni de insulina como sucedería con el azúcar refinada. Con el tiempo, el azúcar refinada también incrementará el cansancio debido a estos picos en el índice glicémico, al colesterol, a los procesos inflamatorios y a los radicales libres del oxígeno. Además, conlleva riesgo de diabetes, de males cardiacos y otras enfermedades crónicas. Así que infórmate antes de decidir y haz tu mejor esfuerzo en tomar buenas elecciones. La verdad, es que ya has dado los primeros pasos para romper con tu adicción al azúcar.

Un buen principio sería mantener un diario de alimentación durante unos días para saber más o menos cuánta azúcar estás

[12] Lenoir, H, *et al*, "Intense sweetness surpasses cocaine reward", *PLOS One*, 2007. http://www.ncbi.nlm.nih.gov/pubmed/17668074.

consumiendo. Una vez que estés pendiente de eso, podrás reducir el consumo lentamente. Si tienes antojos de azúcar o si normalmente te comes una barra de chocolate cada noche, puedes eliminarla o comer sólo la mitad. Reemplaza los dulces con opciones más sanas como la fruta con yogur. También es importante consumir mucha proteína, como las que proporciona la carne con poca grasa, el pescado, los huevos y las grasas, como el aceite de coco, los aguacates, las nueces y las semillas. Así lograrás equilibrar los azúcares en la sangre y dominar los antojos.

CAPÍTULO 7

Una nación química

Cada día estamos expuesto a cientos de químicos que van de los pesticidas que cubren nuestra fruta y vegetales a los productos que usamos para limpiar nuestra casa; piensa en los polvos para lavar la ropa o en las lociones y pociones que ponemos en nuestra piel. ¿Pero qué significa esto? ¿En verdad importa?

¿Qué pensarías si te dijera que *el riesgo más grande de tener diabetes no está en cuánto comes o en qué tan gordo estás, sino en cuántos químicos están en tu cuerpo?* ¿Y qué pensarías si también te dijera que estos químicos pueden ser la razón de que te sientas cansado todo el tiempo? Permite que te explique. Los contaminantes orgánicos persistentes (POP, por sus siglas en inglés), son compuestos orgánicos que son resistentes al ambiente y que se pueden acumular en los tejidos animales y humanos. Podemos encontrar un ejemplo de estas sustancias en los pesticidas, solventes, químicos industriales, plastificantes y fragancias. La exposición puede tener lugar por muchas vías, ya sea por medio de la piel, de la respiración, etc. Un estudio demostró que la dieta es la vía principal, causando más de 90 por ciento de la exposición en el caso de los niños, y 80 por ciento tratándose de adultos.[1] Un estudio estadounidense analizó 49 POP distintos en los adultos y encontró al menos 20 de ellos en más de 60 por ciento de la población de ese país. Lo más preocupante fue que quienes habían tenido altos niveles de POP en el cuerpo mostraban un incremento en males cardiovasculares, mayor presión sanguínea, diabetes y obesidad.[23]

¿Pero cómo es que estos POP afectan a nuestro cuerpo causando síntomas y cansancio?

Estas sustancias tiene estructuras químicas diferentes pero, en general, afectan el sistema endocrino, que elabora hormonas como la tiroxina y nuestras hormonas sexuales. Interfieren con la insulina y afectan la forma en que el cuerpo regula el azúcar en la sangre. A nivel celular, dañan la mitocondria que el cuerpo necesita para transportar energía, y las citocinas inflamatorias, que se requieren para combatir las infecciones y la inflamación. También pueden atravesar la placenta y afectar a los nonatos. Por ejemplo, un estudio demuestra la existencia de altos niveles de un POP llamado hexaclorobenceno en el cordón umbilical, lo que está asociado con un alto grado de riesgo de obesidad para los niños.[4]

---

[1] Comité Científico en Alimentos, 2000. Opinión del comité sobre el riesgo de las dioxinas y materiales semejantes en los alimentos, Comisión Europea, Bruselas.

[2] Ha, MH, *et al.*, "Association between serum concentrations of persistent organic pollutants and self-reported cardiovascular disease prevalence: results from the National Health and Nutrition Examination Survey 1999-2002, *Environmental Health Perspectives*, agosto de 2007, número 115 (8), páginas 1204-9.

[3] Ha MH, *et al.*, "Association between serum concentrations of persistent organic pollutants and prevalence of newly diagnosed hypertension: results from the National Health and Nutrition Examination Survey 1999-2002", *Journal of Human Hypertension*, abril de 2009, número 23 (4), páginas 274-86.

[4] Smink, A, *et al.*, "Exposure to hexachlorobenzene during pregnancy increases the risk of overweight in children aged 6 years", *Acta Paediatrica*, 2008, número 97, páginas 1465-9.

Además de afectar el funcionamiento de la glándula tiroides, causando una baja en el deseo sexual y disfunción eréctil, los POP pueden provocar la caída del cabello, problemas de atención, pérdida de memoria, decaimiento y fatiga. Cuando leí esto por vez primera me sorprendí, pero tenía sentido que los químicos a los que nos exponemos a través de la comida y el ambiente contribuyeran a nuestro cansancio. No me extraña que exista una epidemia como esta, y queda claro que la culpa no es nuestra.

En los adultos, la exposición a los POP está vinculada con la diabetes, la obesidad, los males cardiovasculares, la inflamación y con anormalidades reproductivas.[5] Un estudio demostró que el riesgo de diabetes aumentaba 38 veces en aquellas personas que tenían los niveles más altos de seis POP. Debido a una incapacidad del cuerpo para procesar los azúcares en la sangre, el cansancio es uno de los síntomas principales de diabetes.[6]

Existe alguna evidencia de que el cansancio y la fatiga son causados por señales débiles en el cerebro. Esto significa que las neuronas, las células del cerebro y del sistema nervioso que transmiten información, funcionan a un nivel inferior al ideal. Esto puede deberse a una baja en el funcionamiento de la tiroides, a que las glándulas adrenales no funcionan bien y causan un alza de cortisol, a un bajo nivel de la hormona DHEA y a los problemas de sueño. También puede ser causado por exposición a metales pesados como el plomo, el mercurio, el níquel y el aluminio, a los solventes, pesticidas y herbicidas. Fumar, beber alcohol y consumir altos niveles de cafeína con azúcar, también son causa de hipoexcitabilidad hormonal.

¿Importa esto en verdad? Yo creo que sí. Tres millones de personas en el Reino Unido padecen diabetes, 20 por ciento de los

[5] Schell, LM, *et al.*, "Pollution and human biology", *Annals of Human Biology*, junio de 2010, año 37, número 3, páginas 347-66.
[6] Lee, DH, *et al.*, "A strong dose-response relation between serum concentrations of persistent organic pollutants and diabetes", Resultados de la encuesta National Health and Examination 1999–2002, *Diabetes Care*, 2006.

adultos tienen disfunción tiroidea, la demencia está en aumento y somos una nación de personas cansadas.

Existen muchas pruebas muy caras que miden la exposición individual a los POP.[7] Una opción menos cara es medir una enzima llamada gamma-glutamiltransferasa, o GGT, la cual se puede detectar en pruebas de sangre comunes que pueden solicitar la mayoría de los médicos. Esta enzima se relaciona directamente con el consumo de alcohol, y suele ser alta en los alcohólicos o en los bebedores sociales regulares. La exposición a los POP induce la producción de GGT como mecanismo de defensa. Incluso en el rango normal, la GGT predice la diabetes tipo 2, la diabetes gestacional, los males coronarios, la hipertensión, los infartos, el alto colesterol, el hígado graso, las enfermedades crónicas del riñón y el cáncer. Un nivel normal suele ubicarse por debajo de las 50 unidades por litro (u/l).[8] Los hombres con niveles de GGT por encima de 50 u/l tienen un riesgo de padecer diabetes 26 veces más alto comparado con quienes tienen una concentración menor a las 10 u/l. Los que presentan un nivel de entre 40 y 49 u/l, que sigue considerándose como normal, tienen un riesgo 20 veces mayor.[9] Los niveles altos, pero aún dentro del rango común, suelen aparecer cuando hay obesidad, contaminantes ambientales, humo de tabaco, exceso de alcohol, inactividad física y una dieta alta en carnes y baja en frutas y verduras.[10] También puede ser útil

---

[7] Pruebas de laboratorio para detectar POP: Metametrix –www.metametrix.com; Pacific Toxicology –www.pactox.com; NMS reference labs –www.nmslab.com; Rocky Mountain Analytical –www.rmalab.com.

[8] Lee, DH, *et al.*, "Serum GGT predicts non-fatal myocardial infarction and fatal coronary heart disease among 28,838 middle-aged men and women", *European Heart Journal*, 2006, número 27, páginas 2170-6.

[9] Lee, DH, *et al.*, "GGT and diabetes – a four-year follow-up study", *Diabetologia*, marzo de 2003, año 46, número 3, páginas 359-64.

[10] Lee, DH, *et al.*, "Can persistent organic pollutants explain the association between serum GGT and type 2 diabetes?", *Diabetologia*, marzo de 2008, año

hacer pruebas relacionadas con la enzima hepática ALT (alanina aminotransferasa) y con los niveles de ácido úrico. Niveles altos de estas sustancias pueden indicar altos niveles de exposición a los POP.

Ahora que sabemos que la exposición a los químicos, especialmente a los POP, es mala para nosotros y causa todo un rango de enfermedades graves y fatiga, necesitamos saber cómo contrarrestar esto para recuperar la salud y la energía. Además de reducir la exposición por medio de los alimentos y el medio ambiente, debemos reducir el impacto que tiene en nuestros cuerpos.

Glutatión

Se trata de una molécula muy importante que está formada por aminoácidos y que resulta esencial para conservar la salud y prevenir enfermedades. Es un antioxidante mayor, importante para la función inmunológica y para ayudar a que el cuerpo se desintoxique. El glutatión puede ayudar a reducir el daño que las POP hacen al cuerpo. Lo bueno es que el cuerpo produce su propio glutatión; lo malo es que la dieta pobre, la contaminación, el estrés, las toxinas, los medicamentos, los golpes, el envejecimiento, las infecciones y la radiación afectan nuestros niveles naturales de esta sustancia y su producción. El poder del glutatión proviene del sulfuro que contiene. Éste actúa como imán para todas las cosas malas del cuerpo, como los radicales libres y las toxinas. Las toxinas del cuerpo se adhieren al glutatión, son arrastradas hasta la bilis y las heces y luego se desechan del cuerpo. El glutatión también recicla los antioxidantes, como las vitaminas C y E.

En el cuerpo existen genes que están implicados en la producción de enzimas que fabrican y reciclan el glutatión. Sin embargo, éstas pueden afectarse por muchas razones, incluyendo los químicos y los POP a los que estamos expuestos. La situación empeora cuando tomamos en cuenta que nunca antes habíamos estado expuestos a más toxinas. El glutatión es uno de los elementos más importantes para la desintoxicación de nuestro cuerpo y, cuando falta, las toxinas no pueden ser removidas con la misma eficiencia (si es que puede hacerlo), y ya no podemos protegernos de los radicales libres y las infecciones. Esto puede ser el comienzo de una espiral descendente que lleva a la enfermedad crónica.

Además de ser esencial para el funcionamiento del sistema inmunológico, para la desintoxicación y la protección de nuestras células, el glutatión también es esencial para mantener nuestro metabolismo energético.

Es difícil encontrar un suplemento que permita la ingesta de glutatión, ya que este elemento no es absorbido por la vía oral, pero existen varias alternativas en desarrollo bajo la forma de "glutatión liposomal", pues esta variedad es la mejor opción para la asimilación por vía oral. Desafortunadamente, los productos que he probado saben a huevo podrido debido al sulfuro contenido en el glutatión. Éste puede ser bien absorbido por vía nasal o por medio de una infusión, pero hay pocos médicos que ofrecen ese servicio en la actualidad. Por fortuna, hay muchas cosas que podemos hacer para elevar el nivel de esta importante molécula en el cuerpo.

Cómo optimizar tus niveles de glutatión y mejorar tu energía

- Consume alimentos ricos en sulfuro, como el ajo, las cebollas y vegetales como el brócoli, la coliflor, la col rizada y los berros.
- La proteína del suero de leche es una gran fuente del aminoácido llamado cisteína, que es uno de los componentes de la síntesis del glutatión. Se recomienda consumir 15 mg dos veces al día.

- El ejercicio eleva tus niveles de glutatión y también favorece el funcionamiento de tu sistema inmunológico, mejora la desintoxicación y aumenta tus defensas antioxidantes. Una combinación de ejercicios aeróbicos y de entrenamiento con pesas, de entre 20 y 30 minutos, tres veces a la semana, es la mejor opción.

- Toma suplementos que favorecen la elaboración del glutatión, como el ácido lipoico, que es muy importante para la producción de energía, para el control del azúcar en la sangre, la salud mental y la desintoxicación. El cuerpo elabora este ácido, pero suele agotarse debido al estrés. Toma 250 mg de ácido lipoico dos veces al día. Desafortunadamente no existen estudios que recomienden tomar glutatión como suplemento para elevar los niveles. Digamos que debes dar a tu cuerpo los ingredientes correctos para que éste lo produzca.

- El selenio es un mineral importante que ayuda a que el cuerpo recicle y produzca más glutatión. Se encuentra en suplementos y también en las nueces brasileñas.

- Las vitaminas C y E trabajan juntas para reciclar el glutatión. La vitamina C debe administrarse en una dosis diaria de 500 mg y la vitamina E en tomas diarias de 150 UI.

- La silimarina (silybum marianum) se ha utilizado por mucho tiempo para mejorar la función hepática y ayudará a aumentar los niveles de glutatión. Toma 100 mg tres veces al día.

- El ácido fólico y las vitaminas B6 y B12 son importantes para la metilación, que ayuda a la producción y reciclaje del glutatión. Toma 1 mg de ácido fólico al día, 1 mg de vitamina B12 al día y 50 mg de vitamina B6, también diariamente.

- La acetilcisteína se usa para combatir el asma y para tratar a la gente que padece males hepáticos por sobredosis de drogas. También puede usarse para prevenir el daño renal durante la exposición a los rayos X. Se ha demostrado que sirve para mejorar la bipolaridad y la presión alta. Al tomar este aminoácido, se restauran los niveles de glutatión. Se recomienda una dosis de entre 300 y 1000 mg al día.

- Un alto radio de ácidos grasos omega-3, comparados con los ácidos grasos omega-6. Esto puede protegerte del daño a las células endoteliales que provocan los POP.

- La meditación y el yoga han demostrado aumentar los niveles de glutatión.

- Diversos estudios han demostrado que usar un sauna ayuda a excretar los metales pesados y los químicos por medio de la piel, pero casi siempre se necesita usar el sauna por periodos prolongados, como una hora al día. Usar un sauna de tipo infrarrojo da los mejores resultados. Es mejor comenzar con 15 minutos al día y aumentar el tiempo poco a poco.

Plan de acción

Si llevas un estilo de vida saludable y sigues sintiéndote cansado, puede que los culpables sean los químicos. Piensa en formas de reducir tu exposición a los químicos en la vida y en cómo puedes mejorar la producción de glutatión para auxiliar al cuerpo en las labores de desintoxicación.

CAPÍTULO **8**

Alimento para el pensamiento

Voy a ser honesta contigo y admitiré que un análisis de los alimentos que consumes, será la parte más dura de sobrellevar en este viaje por la recuperación de la energía. Tal vez sea necesario realizar varios cambios a tu estilo de vida y dieta, pero procuraré hacerlo manejable. Espero que, llegado este momento, puedas comprender por qué estos cambios son esenciales para regenerar tu energía y tu salud de por vida, pues no estamos hablando de arreglitos provisionales.

Necesitamos pensar en nuestros cuerpos como si tuvieran una especie de balance bancario en términos de energía. Así, comer cosas como frutas y verduras, granos enteros, nueces y semillas, carne blanca orgánica y pescado, beber agua fresca, herbal y tés verdes, además del ejercicio, ayuda a tener un balance positivo. Imagina que recibes tu sueldo a fin de mes. Luego, conforme el mes avanza, fumas, bebes, comes alimentos procesados que son altos en azúcares y químicos y no te ejercitas, por lo que el balance bancario de nuestro cuerpo baja hasta que estamos sobregirados, con un resultado negativo.

El objetivo de esta sección es aclarar que debemos atacar el balance negativo eliminando las cosas nocivas para dotar de nuevo a tu cuerpo con cosas buenas. Lo mejor es que puedes hacer esto en sólo tres semanas si sigues el plan de purificación que expongo en el capítulo siguiente. Sí, oíste bien: todo el daño que tiene lugar en tu cuerpo puede eliminarse en sólo tres semanas, te sentirás mejor y con más energía.

Acidificación del cuerpo

Se piensa que un cierto número de enfermedades pueden ser causadas por acidez en el cuerpo. El cuerpo funciona mejor cuando el pH es de 7.39, lo que es ligeramente alcalino. Un rango normal va de 7.36 a 7.42. Resultados menores o mayores indican acidosis (de 7.36 a 7) o alcalosis (de 7.42 a 8), lo que implica que el cuerpo ya no puede funcionar y sobreviene la enfermedad.

Se cree que las principales causas de la acidificación son el fumar y la dieta que es rica en alimentos que promueven la acidez, como los granos, el alcohol, el café, el té, los azúcares refinados y los alimentos procesados, y pobre en alimentos que promueven la alcalinidad, como las frutas y las verduras. El estrés y la falta o exceso de ejercicio pueden causar acidificación. Si sigues el programa de purificación de tres semanas, lograrás restaurar el equilibrio del cuerpo y éste se alcalinizará.

¡Más de cinco al día!

Se estima que sólo una de cada 10 personas en el Reino Unido come las cinco porciones diarias recomendadas de frutas y verduras. Esto es muy preocupante, pues en Estados Unidos y Australia las porciones recomendadas son 7 al día, y 12 en Japón. Investigaciones muy recientes (abril de 2014) demuestra que comer "7 al día" puede reducir la incidencia de enfermedades cardiacas, del cáncer y de la muerte por cualquier causa.[1]

---

[1] Oyebode, O, Gordon-Dseagu, V, Walker, A, Mindell, JS. "Fruit and vegetable consumption and all-cause, cancer and CVD mortality: analysis of Health

Los parámetros actuales se basan en las recomendaciones de la Organización Mundial de la Salud, misma que sugiere una ingesta de 400 gramos de frutas y verduras al día para reducir el riesgo de padecer serias amenazas a la salud como la obesidad, los males cardiacos, embolias y cánceres. Por lo tanto, se recomienda que consumas cinco porciones de 80 gramos de frutas y verduras de varios tipos y colores, para así asegurarte la provisión de nutrientes, vitaminas y minerales, ya que los contenidos varían según el tipo de fruta o verdura.

Comer estas cinco raciones al día puede reducir el riesgo de cáncer, especialmente de cáncer de intestino. También reduce las posibilidades de padecer enfermedades cardiacas e infartos.

¿Tienes síntomas de acidificación?

Descúbrelo con este test de 20 síntomas. Si padeces más de cuatro síntomas de los mencionados a continuación, podrías tener acidificación corporal.

1. Falta de energía o fatiga constante.
2. Sensación de frío frecuente.
3. Tendencia a padecer infecciones.
4. Falta de ánimo, alegría y entusiasmo.
5. Tendencias depresivas.
6. Nerviosismo, agitación sin causa, hiperactividad, sensibilidad a los ruidos agudos, disposición al estrés.
7. Dolores de cabeza o migrañas.
8. Artritis o reumatismo.

Survey for England data", *Journal of Epidemiology and Community Health*, publicado en línea en marzo de 2014:

http:// jech.bmj.com/content/early/2014/03/03/jech-2013-203500.

9. Encías inflamadas y sensibles.
10. Úlceras bucales.
11. Infecciones recurrentes de garganta o anginas.
12. Exceso de ácido estomacal, reflujo o gastritis.
13. La piel tiende a irritarse en regiones en donde hay altas concentraciones de sudor, como las axilas o las ingles.
14. Reacciones de tipo dermatológico, como urticarias, etc.
15. Calambres en las piernas y espasmos.
16. Flujo de líquido por la nariz.
17. Osteoporosis.
18. Comezón.
19. Cabello opaco o que se cae, uñas delgadas y quebradizas.
20. Irritación y ardor en la vejiga o uretra.

Más aún, las frutas y los vegetales son nuestra mejor fuente de vitaminas y minerales, que son esenciales para que tengamos un buen nivel de energía y una muy buena fuente de fibra. Son importantes para mantener sano el intestino y evitar problemas gástricos, como el estreñimiento.

Ciertas frutas y vegetales pueden ayudar a combatir males específicos. Por ejemplo, si eres anémico, el betabel puede estimular la producción de glóbulos rojos y los vegetales de hoja verde, como la espinaca y las acelgas, son una fuente rica en hierro, elemento indispensable para la producción de células sanguíneas.

La mayoría de la gente bebe leche para obtener calcio, pero, ¿sabías que los vegetales verdes, como el brócoli y los chícharos, contienen más calcio (y en una forma lista para ser usada por nuestras células) que cualquier producto lácteo?

Si tienes una glándula tiroides que funciona por debajo de su capacidad, el yodo es importante para fabricar las hormonas tiroideas (ver páginas 53 - 55). El yodo se encuentra en alimentos como los hongos, las espinacas y los espárragos. Comer estos alimentos puede ayudar al funcionamiento de la glándula tiroides.

Estos son sólo unos cuantos ejemplos. Hay muchos más que podría mencionar, pero necesitaría escribir otro libro para enlistar los beneficios que las frutas y verduras conllevan, además de mencionar todos los males que pueden ayudar a curar.

La buena noticia es que las frutas y verduras tienen un contenido calórico bajo, así que puedes comer más sin ganar peso. La energía obtenida de las frutas y verduras deriva de los carbohidratos y la fibra, más que de un alto contenido calórico. Los azúcares en las frutas y verduras se liberan y digieren más lentamente que los contenidos en una barra de chocolate, por lo que se produce una liberación sostenida de energía que no presenta las altas y bajas que tenemos cuando ingerimos alimentos procesados.

Si el costo es un problema, la mayoría de los supermercados de Gran Bretaña hacen ofertas de diversas frutas y verduras. Además, muchas ciudades todavía disponen de mercados en donde la fruta puede comprarse a bajo precio. También hay tiendas de descuento en donde las frutas y las verduras pueden conseguirse a mejor precio. La fruta y la verdura congelada son una buena opción, ya que la calidad es buena y la mayoría de los productos se congelan rápidamente después de la cosecha, por lo que retienen sus propiedades nutrimentales. Además, comprar productos congelados puede ser más económico. Para poner los costos en perspectiva, la investigación de mercado demostró que en 2008 se gastaron 3 500 millones de libras esterlinas en chocolate. Si vas a tomar un café al día, terminarás por gastar unas 36 000 libras en tu vida. El británico promedio gasta ahora 1 320 libras en comida para llevar cada año. ¡Son muchísimas papas fritas! Todos estos alimentos tienen pocos nutrimentos y afectan nuestras arterias y venas. Es momento

de empezar a pensar en gastar tu dinero en comida que te brinde
algún beneficio y que no sólo te cause daño.[23]

Ya me he valido de la analogía del auto para hablar de la tiroides (ver página 49), pero también puede ser útil la comparación
del auto con el cuerpo entero. Cuando eres dueño de un auto, lo
llevas al servicio y a reparar regularmente; te fijas cuando se prende
alguna luz roja y lo llevas al mecánico. Además, procuras ponerle
siempre suficiente gasolina. No obstante, no hacemos lo mismo
con nuestro cuerpo. Ni siquiera soñaríamos en poner diésel a un
auto con motor para gasolina sin plomo, pero no dejamos de poner
la gasolina equivocada en nuestros cuerpos ni les damos un "servicio" regular. Eso sí: esperamos que funcionen a la perfección.

En tanto que la mejor gasolina para tu cuerpo son las frutas y
verduras, parecería abrumador tener que comer tantas. Sugiero
que las consumas en jugos frescos. Escuché por vez primera sobre
los beneficios de los jugos gracias a una nutrióloga que dio una
conferencia en mi diplomado de medicina integral. Ella dice usar
jugos con los clientes que padecen cáncer u otras enfermedades
terminales, les ayuda a restablecer los balances y a nutrir el cuerpo.
Esta técnica fue particularmente útil para ayudar a que el cuerpo se
recuperara, especialmente después de recibir tratamientos agresivos
como la quimioterapia, que destruye las células buenas y malas del
cuerpo y puede tener efectos a largo plazo y que obligan a que el
enfermo invierta mucho tiempo en la recuperación. Los jugos son

---

[2] "Britons spend more money on chocolate than any other country in Europe",
Daily Telegraph, 8 de octubre de 2009.
http://www.telegraph. co.uk/finance/newsbysector/retailandconsu-
mer/6272067/Britons- spend-more-on-chocolate-than-any-country-in-Eu-
rope.html.
[3] "Takeaway UK: Average Brit is now spending £1,320 a year on fast food
buying 12 meals every month", Mail Online, 5 de abril de 2013. http://www.
dailymail.co.uk/news/article-2303861/Takeaway-UK- Average-Brit-spen-
ding-1-320-year-fastfood-buying-12-meals-month. html#ixzz2zZK8HWjN.

benéficos porque puedes tomar más frutas y vegetales de los que puedes comer, y si los bebes frescos, das a tu sistema digestivo un descanso. Si haces unos 80 gramos de jugo de cuatro frutas o vegetales (4 x 80), cuentan como 4 de las 5 raciones recomendadas por día. Más aún, los nutrimentos se absorben fácilmente y puede reabastecer al cuerpo rápidamente.

La comida y el estado anímico

Como ya dije, es realmente importante alinearse con el cuerpo y comprender los mensajes que envía. Antes de ver a un paciente en consulta, le pido que lleve un registro de alimentos en el que detalle qué ha consumido durante tres o cuatro días, y cómo se sintió después de cada comida. Ciertos alimentos pueden hacernos sentir inflados o cansados o energizados. Déjame darte un ejemplo: cuando Sara fue a consulta por primera vez, sufría de hinchazón abdominal, constipación, y se sentía verdaderamente letárgica. Revisamos su registro de alimentos y fue obvio que cuando comía lácteos, levadura y productos con trigo, su inflamación empeoraba y se sentía cansada. Diseñamos un nuevo plan de alimentación y, tras cuatro semanas, la inflamación se había ido, el funcionamiento intestinal era regular y había perdido cuatro kilos. Se sentía llena de energía y lucía muy bien. Pudimos mejorar su condición en poco tiempo y Sara no tuvo que gastar dinero en costosas pruebas para detectar alergias. Cuando te conviertes en experto en ti mismo, es fácil ver el vínculo entre lo que comes y cómo te sientes.

Alimentos considerados saludables que no lo son en realidad

La mayoría de las personas se percatan de que comer grandes cantidades de chocolates, papas fritas y hamburguesas no es saludable, pero existen ciertos alimentos que la gente piensa asume como saludables cuando en realidad no lo son. Voy a contar verdades muy molestas ya que, si en algo te pareces a mí, en cuanto sepas esto, la información estará siempre en tu mente. Algunas personas se enojan conmigo cuando se las digo, como si yo fuera la culpable de los males... ¡Ya hablaremos de eso en un minuto! Sólo soy la mensajera. Lo que hagas con esta información depende de ti, pero por lo menos estarás tomando una decisión informada y no serás manipulado por la industria alimenticia. Demos paso a algunos de los delincuentes clave.

Leche

Crecí con la idea de que la leche era buena y que era necesaria para que los huesos fueran fuertes y saludables. Me quedé estupefacta cuando descubrí la verdad sobre la leche y su forma de producción. Leí sobre este asunto por vez primera en un libro llamado *Skinny Bitch*, de Kim Barnouin y Rory Freedman. Luego investigué para confirmar los hechos en diversas fuentes, y esto incluye conversaciones con granjeros y veterinarios.[4]

Primero, somos los únicos mamíferos que consumimos leche después del destete, y la única especie que bebe leche de otra especie. Suena extraño cuando se pone en esos términos, ¿no? Pero lo que más me importa es cómo se produce la leche.

En tiempos remotos, uno podía obtener la leche del granjero local que abastecía a la comunidad, pero en nuestros días, la leche tiene que producirse en masa para satisfacer la demanda de los supermercados. Para producir tal cantidad de leche, las vacas tienen que ser inyectadas con hormonas para que produzcan todo el año, y estas hormonas pasan a la leche. Las vacas tienen que ser ordeñadas constantemente, lo que lleva a la aparición de mastitis, una infección en las ubres. Consecuentemente, se les inyectan antibióticos que también llegan a nuestra leche. Las granjas son más bien fábricas, y las vacas viven hacinadas, con muy poco espacio disponible. La infección es cosa de todos los días, pues la higiene

---

[4] Barnouin K, Freedman R., *Skinny Bitch*, Editorial Aguilar, 2013.

es pobre y las condiciones generales son malas. Si eso no fuera suficientemente malo, las pobres vacas pescan infecciones con tanta frecuencia que si esperáramos a que estuvieran recuperadas para seguir ordeñándolas, no habría suficiente leche en los supermercados, así que se permite que nuestra leche tenga cierta cantidad de células rojas y blancas de pus. Un litro de leche puede contener hasta 400 millones de células de pus. También hay células de pus en la leche orgánica, pero son muchas menos. La leche de cabra es mejor opción, pero todavía contiene algunas células de pus. Además, las vacas con mastitis producen leche con menor valor nutrimental. Por si no lo sabías, las vacas dedicadas a la producción de leche ven reducida su expectativa de vida en 75 por ciento. Ésta es una de las verdades más inconvenientes sobre la industria alimenticia moderna. Puede ser la explicación de por qué veo a tantos pacientes con un sistema inmunológico deficiente y con tantos problemas hormonales.

La leche orgánica es mejor opción, pues las grasas que contiene son más sanas y se usan pocos químicos y antibióticos. Las vacas son alimentadas con al menos 60 por ciento de pasto o paja, a diferencia del alimento procesado con que se crían las vacas normales. No se utilizan fertilizantes ni herbicidas. Las vacas viven más y están menos estresadas debido a que pueden deambular, pues no se las mantiene en corrales. En la actualidad, una pinta de leche orgánica es algunos pesos más cara que la leche ordinaria.

Procuro beber tanta leche de soya, de almendra o de arroz como me es posible y trato de limitar mi ingesta de productos lácteos. Si puedes encontrar una granja local y averiguas qué es exactamente lo que pasa a la leche producida, mejor cómprales a ellos.

Hay controversia respecto de si la leche de soya es buena. Las razones aducidas son que la soya es muy procesada en nuestros días y que, además, ésta puede convertirse en fitoestrógenos, lo que se piensa que puede bloquear el funcionamiento hormonal de nuestro cuerpo. Destaco que, hasta el momento, la evidencia no es concluyente. Recomendaría que las madres en etapa de lactancia limitaran su ingesta de soya. Por ejemplo, yo sólo consumo leche de soya cuando voy a una cafetería un par de veces a la semana.

Pescado

El pescado está llenos de ácidos grasos omega-3 que protegen el corazón y son una buena fuente de proteína con menos grasa que la carne y las aves. Sin embargo, contiene mercurio y otros contaminantes ambientales. El cuerpo puede vérselas con peque-ñas cantidades de estos contaminantes, pero los niños y las mujeres que tratan de embarazarse deben limitar el consumo. El pescado de granja también debe limitarse, pues el valor nutrimental es menor y su alimento está lleno de químicos o lo alimentan con otros pescados. También se estima que, en Estados Unidos, el pescado de granja contiene más antibióticos por gramo que cualquier otro animal de consumo humano.[5] El pescado de granja también contiene más grasa que el normal. El salmón de granja tiene un alto contenido de bifenilos policlorados y dioxinas, químicos que agotan nuestra energía y afectan nuestras hormonas.[6]

Por otra parte, el pescado capturado en su hábitat natural o el orgánico, tienen una dieta rica en algas y otros fitonutrientes, así que siempre prefiere el pescado normal al de granja y compra tu pescado en una pescadería de buena reputación.

Trigo

Adivina: el pan y la pasta tampoco son buenos para ti. No se trata de que el trigo en sí sea malo para ti, sino que el trigo de nuestros

---

[5] Bowden, Jonny, *The Healthiest Meals on Earth*, Londres, Fair Winds Press, 2008.

[6] Bell, JG, *et al.*, "Dioxin and dioxin-like polychlorinated biphenyls (PCBs) in Scottish farmed salmon (Salmo salar): effects of replacement of dietary marine fish oil with vegetable oils", *Aquaculture*, volumen 243, números 1-4, enero de 2005, páginas 305–314.

días, su modo de producción y su procesamiento son de nuevo el problema. Sesenta por ciento del trigo se procesa para producir harina blanca. Su valor nutrimental es degradado y desaparece más de la mitad de las vitaminas B, la vitamina E, la fibra, el calcio, el zinc, el cobre, el hierro, el fósforo y del ácido fólico. Incluso los productos de trigo cien por ciento integrales provienen de cepas modernas creadas por tratamiento de las semillas y embriones con químicos, rayos gamma y altas dosis de rayos X para inducir mutaciones.

La gente que tiene celiaquía presenta reacciones adversas al gluten y debe evitarlo por completo. Si no lo hacen, tendrán molestias intestinales continuas y sentirán cansancio. También puede llevar a la osteoporosis (hueso débiles) y a cuadros de anemia. Sin embargo, veo a muchos pacientes que no tienen celiaquía pero que sufren de cansancio y de síntomas digestivos; suelen sentirse mucho mejor cuando eliminan (o reducen) el consumo de productos a base de trigo. La aglutinina del germen de trigo (AGT) es un químico contenido en el trigo, responsable de muchos de los síntomas y efectos nocivos causados por este grano.[7]

¿Todos deben eliminar el trigo de su dieta? Si experimentas con frecuencia dolor abdominal, inflamación, estreñimiento, diarrea o gases excesivos, entonces la repuesta puede ser afirmativa, o al menos debes de bajar tu consumo.

Estos síntomas se conocen popularmente como Síndrome del Intestino Irritable, y suele ser causado por una incapacidad para procesar un grupo de azúcares contenido naturalmente en la comida llamado Fermentables Oligo-, Di-, Monosacáridos y Polioles, o (FODMAPS).

Si estos azúcares no se digieren en el intestino delgado, viajan por el intestino grueso, en donde dan un almuerzo gratis a las

[7] http://preventdisease.com/news/12/032012_Why-80-Percent-of- People-Worldwide-Will-Soon-Stop-Eating-Wheat.shtml

bacterias de tu intestino. Éstas pagan el favor produciendo gas, lo que lleva a la inflamación, los dolores, los gases, y los cambios intestinales que se suelen presentar en el Síndrome del Intestino Irritable (SII).

Hay estudios, incluyendo el estudio original realizado por SJ Shepard *et al.*, que demuestran que al evitar los FODMAPS —incluyendo al fructosano, es decir, el FODMAP que se encuentra en el trigo— pueden mejorar los síntomas del Síndrome del Intestino Irritable.[8] La gente que tiene SII suele mejorar al evitar los alimentos con un alto contenido de FODMAPS como los aguacates, las cerezas, los albaricoques, las nectarinas, los duraznos, las ciruelas, la miel, los lácteos, el trigo, las cebollas, el ajo, las lentejas, los frijoles y los edulcorantes.

A diferencia de quienes padecen intolerancia al trigo y alergias, la gente que podría beneficiarse con una dieta baja en FODMAPS no tiene que evitar por completo el trigo (y otros alimentos que contienen FODMAPS). Sólo tienen que reconocer que sus síntomas empeorarán con los alimentos altos en FODMAPS.

La forma más sencilla de saber si se padece intolerancia al trigo es excluirlo de la dieta durante dos semanas. Si te sientes mejor, habrás hallado la respuesta. Es fácil, rápido y no tendrás que realizar caras pruebas de laboratorio. Tras un periodo inicial de exclusión del trigo, normalmente aconsejo a mis pacientes restringir el consumo a una o dos veces a la semana, debiendo comerse una cantidad pequeña en cada ocasión. Les digo a mis pacientes que hagan lo mismo con los lácteos si tienen la impresión de estar reaccionando a estos, pero no deben hacerlo al mismo tiempo o no sabremos qué alimento eliminado está haciendo la diferencia. Recuerda que no fuimos diseñados para comer productos como la leche y el trigo

[8] Shepherd, SJ, *et al.*, "Dietary triggers of abdominal symptoms in patients with irritable bowel syndrome: randomized placebo-controlled evidence", *Clinical Gastroenterology and Hepatology*, julio de 2008, año 6, número 7, páginas 765–71.

todos los días y, en caso de haberlo sido, no estaríamos hablando de productos sobre procesados, cargados de químicos y pus como los que hoy nos venden. Cuando comemos dichos productos todos los días, el cuerpo debe trabajar mucho para digerirlos, lo que impide que dedique su tiempo a otros procesos vitales. Cuando solamente ingerimos estos productos un par de veces a la semana, el cuerpo tienen la habilidad de reparar el daño causado.

Carne

Si piensas comer carne, trata de que sea orgánica o de producción local proveniente de un granjero o carnicero. Esto se debe a que la carne no orgánica puede contener antibióticos y hormonas, pues los animales suelen ser alimentados con comida tratada con fertilizantes sintéticos, pesticidas, herbicidas y hasta con lodo cloacal o radiación. La carne no orgánica puede exponerse a más aditivos químicos aprobados para su uso en alimentos. Algunos productores de carne inyectan su producto con aditivos para suavizar la carne, extender el tiempo de exhibición y añadir sabor.

Si necesitas más información para convencerte, mira el documental nominado para los premios Oscar 2010, *Food, Inc.,* para ver cómo se trata a los animales que producen leche y carne en forma masiva y para que te des cuenta de las horribles condiciones que reinan en los rastros. ¡Te advierto que es muy posible que no quieras volver a comer carne si lo ves![9]

No estoy sugiriendo que elimines estos alimentos de tu dieta inmediatamente. Lograr cambios duraderos en la dieta es un proceso que puede tomar años; se requiere estar listo física, mental y espiritualmente para realizar y mantener dichos cambios. Me hice vegetariana durante tres años cuando tenía veintitantos años (¡la razón principal fue que Russell Brand es vegetariano y yo soy una gran fanática suya!). No obstante, la decisión no se basó en mis

---

[9] *Food, Inc.,* documental de 2009, dirigido por Robert Kenner.

propios valores y, desde el punto de vista mental, no estaba lista. Subsecuentemente, me alimentaba a base de papas fritas, frijoles y queso. Ya como carne y pescado de nuevo, pero muy rara vez, y mi dieta es más equilibrada. Me gustaría ser vegetariana en el futuro, pero sé que para hacerlo con éxito, y de manera saludable y duradera, debo tener un fundamento espiritual.

Alguien me dijo una vez que evitara evitar alimentos. Esto significa que, en cuanto haces "contrabando" alimenticio, estos alimentos se tornan más deseables. Si comes bien y saludablemente la mayor parte del tiempo, y tomas un refresco o una hamburguesa de vez en cuando, no te hará mucho daño. Recuerda la regla 70/30: todo es cuestión de equilibrio.

No te he hablado de la verdad respecto del procesamiento de la leche, la carne y el trigo con el afán de asustarte o de hacerte sentir mal cuando te alimentes o cuando lo haga tu familia. Simplemente deseo que estés más al tanto de lo que sucede en la industria de los alimentos, para que dejes de creer que te estás alimentando bien cuando son ellos quienes en realidad controlan lo que das a tu familia en la cena, pues te engañan al hacerte creer que ingieres alimentos saludables. Pienso que tienes derecho a conocer la verdad y a ser tratado con respeto.

El primer paso consiste en procesar esta información, lo que puede tomar tiempo. La realidad es muy distinta a los mensajes que hemos recibido de los medios. Cuando hayas procesado la información, realiza pequeños cambios y procura ajustarte a ellos cada día. Una buena manera de empezar es llevar a la práctica la purificación energética del capítulo 9 y ver cómo te hace sentir. Cuando veas y sientas la diferencia en tu cuerpo tras sólo tres semanas, estarás más motivado para realizar cambios duraderos a tu estilo de vida.

Comer "limpio"

Una de las claves para aumentar la energía y vencer el cansancio es cortar los químicos en la dieta. Esto significa evitar los alimentos procesados tanto como sea posible. Una regla sencilla consiste en pensar sobre la gran intervención humana que sufren los alimentos. Por ejemplo, la manzana es un alimento integral, pero una tarta de manzana es harina, azúcar, mantequilla convertidos en comida. Otro ejemplo es que si la comida tiene una larga lista de ingredientes —muchos de los cuales no reconoces, pues son aditivos, conservadores y otros químicos— es mejor evitarla. Siempre que tengas opción, trata de consumir la comida en la que se ha interferido menos. Esto es lo que pongo en práctica cuando salgo y tengo que comer a las carreras. Si haces esto, estás en el camino ganador. También trato de llevar conmigo botanas como fruta seca, semillas, nueces o barras saludables, con tal de no sentirme hambrienta y verme tentada a comerme un pastelillo. Yo llamo a esto *comer limpio*.

Comida orgánica

La gente siempre me pregunta si los alimentos orgánicos valen el dinero extra que cuestan. La mayor parte de la gente piensa que "comida orgánica" significa que es libre de químicos o pesticidas en su producción. Yo también lo creía, pero la verdad es que orgánico significa que el alimento contiene "menos químicos y una mínima cantidad de pesticidas". Ya que la comida orgánica es más cara, el Grupo Ambientalista de Trabajo publicó unos lineamientos sobre qué frutas y verduras de la dieta deben ser de origen orgánico, y cuáles se cultivan con menos pesticidas y pueden ingerirse a pesar de no ser orgánicos.[10] Un estudio realizado en 2012 afirmó que no existían beneficios al comer alimentos orgánicos comparando con los alimentos no orgánicos. El estudio dice

---

[10] www.ewg.org/foodnews/summary.php.

que la diferencia entre ambos tipos de alimentos no es mucha. Sin embargo, los alimentos orgánicos contenían 30 por ciento menos pesticidas.[11] Gracias al capítulo 7, estás enterado de que mientras menos químicos ingieras, mejor será tu salud. Esta razón me basta para comprar alimentos orgánicos cuando puedo.

Alimentos que deben ser orgánicos para tu consumo:

- Manzanas
- Apio
- Tomates cherry o miniatura
- Nectarinas
- Chiles
- Uvas
- Pepinos
- Duraznos
- Papas
- Espinacas
- Fresas
- Pimientos
- Col rizada
- Calabacitas

[11] Smith-Spangler, C, *et al.*, "Are organic foods safer or healthier than conventional alternatives?: a systematic review", *Annals of Internal Medicine*, septiembre de 2012, volumen 157, número 5.

Alimentos limpios que pueden comerse sin ser orgánicos:

- Espárragos
- Aguacates
- Coles
- Melones
- Maíz dulce
- Papas dulces
- Piña
- Berenjena
- Toronja
- Kiwis
- Mangos
- Hongos
- Cebollas
- Papayas
- Chícharos

Si no puedes costear los alimentos orgánicos, recomiendo que laves muy bien la fruta y las verduras para retirar los químicos utilizados. Remójalas en una solución de tres partes de agua por una de vinagre blanco durante 15 o 20 minutos. Antes de consumirlas, enjuágalas bien.

Compra productos de origen local

Otra de mis pasiones es comprar productos locales en mercados tradicionales. Por lo general, es más barato que comprar cosas orgánicas en un supermercado y suelen estar frescas, pues no han tenido que viajar miles de kilómetros. Después de un tiempo, podrás detectar la diferencia en el sabor entre los vegetales y frutos cosechados ayer y los que han sido lavados en una planta procesadora para luego envolverlos en plástico. Me encanta comprar lo que se produce localmente y apoyar así a la gente de mi comunidad. Nos bombardean con noticias sobre la recesión; pues bueno: hagamos algo al respecto y demos nuestro dinero al verdulero o carnicero local y no a un gran supermercado. Si vas al supermercado más cercano, te costará trabajo hallar en él productos de origen local. La próxima vez, fíjate en esto.

También es muy bueno empezar a comer las frutas y verduras de temporada. Los tomates naturales saben mucho mejor que los que han sido madurados artificialmente con gas; los alimentos congelados que han tenido que transportarse y mantenerse en almacenes pierden sabor en cada etapa del camino. Cuando los alimentos se cosechan antes de tiempo para resistir los envíos a larga distancia, no tienen los nutrimentos completos. Es bueno no comer lo mismo a lo largo de todo el año; cuando no has comido algo durante meses, la privación lleva a gozarlo más. Comer alimentos enviados a tu país desde muy lejos crea una enorme huella de carbono. Al comer alimentos locales minimizas el impacto ecológico de la transportación. Mejor todavía es hacer un huerto de vegetales en tu jardín, u organizar las cosas para hacer un huerto comunitario. Mientras más relación tengamos con nuestra comida, mejor.

No todas las calorías nacieron iguales

¿Cuántas veces has escuchado que alguien dice que la clave para perder peso es consumir menos calorías y ejercitarse más? Después de todo, sólo se trata de cuántas calorías ingerimos y cuántas gastamos, ¿no?

Esto es verdad hasta cierto punto, lo cierto es que no todas las calorías son iguales.

Resulta que algunas calorías cuentan más que otras. Hay 100 calorías en un galleta y también hay 100 calorías en determinada cantidad de brócoli, pero existe una gran diferencia en cómo afectan éstas tu apetito, tus niveles de energía y tu salud a largo plazo.

En un estudio de Harvard realizado en 2012, se demostró que lo importante es la calidad de las calorías más que la cantidad. Para perder peso y estar saludable, es mejor tomar en cuenta la fuente calórica que su número. El estudio menciona que el tipo de calorías afecta cuando se obtiene energía de ellas, lo que es clave para perder peso y mantenerse así.

Los investigadores hicieron que adultos obesos perdieran peso y pusieron a prueba una de las tres siguientes dietas para mantener la pérdida: la Atkins, baja en carbohidratos, una baja en grasa y la dieta del bajo índice glicémico.

Los resultados demostraron que la dieta baja en grasas no quema tantas calorías como la de Atkins o la dieta de bajo índice glicémico. Además, la dieta baja en grasas también cambió ciertos factores metabólicos que anuncian la recuperación del peso perdido.

La dieta baja en carbohidratos quemó la mayor cantidad de calorías, pero también aumentó ciertos marcadores de estrés e inflamación, como el aumento de la hormona de estrés, el cortisol, y otros factores de riesgo para males cardiacos y otros problemas de salud.

La dieta del bajo índice glicémico dio equilibrio a los participantes, ayudándoles a quemar más calorías, no tantas como en la dieta baja en carbohidratos, pero no aumentaron los marcadores de estrés en el cuerpo.[12]

Cuando consumes alimentos integrales saludables que no son procesados, ni siquiera es necesario contra las calorías, pues el peso

[12] Ebbeling, Cara, "Effects of dietary composition on energy expenditure during weight-loss maintenance", *Journal of the American Medical Association*, 2012.

se va automáticamente debido a una serie de procesos metabólicos internos. También te sentirás mucho mejor en términos de tus niveles de energía cuando los azúcares de la sangre dejen de variar tanto en sus niveles.

Los beneficios a la salud del café

Las nuevas investigaciones han demostrado que el café no es tan malo. Es extremadamente rico en diversos grupo de antioxidantes llamados flavonoides, mismos que tienen efectos antinflamatorios, antivirales y de adelgazamiento de la sangre. Un estudio ha demostrado que una taza de café al día puede vincularse con una reducción de 7 por ciento en el riesgo de padecer diabetes tipo 2.[13] Hay otro estudio que también demuestra que los bebedores de café moderados tienen una menor incidencia de anormalidades hepáticas, cómo cirrosis o cáncer de hígado.[14]

Un reporte publicado en la revista *Journal of Alzheimer's Disease*, demostró que la gente con altos niveles de cafeína en la sangre y que cuenta más de 65 años, desarrollaba el mal de Alzheimer entre dos y cuatro años más tarde que quienes tenían niveles menores de cafeína en el torrente sanguíneo.[15]

Debido a que la cafeína estimula los receptores de adenosina del cerebro, brinda energía y ayuda a que la gente se concentre en

[13] Cheng, B, *et al.*, "Coffee components inhibit amyloid formation of human islet amyloid polypeptide in vitro: possible link between coffee consumption and diabetes dmellitus", *Journal of Agricultural & Food Chemistry*, diciembre de 2011, año 59, número 24, páginas 13147–55.

[14] Ponte, M, *et al.*, "Coffee drinking associated with lower risk for alcohol-related liver disease", *Archives of Internal Medicine*, 2006; número 166, páginas 1190–5.

[15] Chuanhai, Cao, *et al.*, "High blood caffeine levels in MCI linked to lack of progression to dementia", *Journal of Alzheimer's Disease*, 2012, número 29, páginas 1–14.

sus tareas. El tiempo de reacción, de atención y el razonamiento lógico, todos mejoran.

El café actúa como antidepresivo leve al ayudar a la producción de neurotransmisores como la serotonina, la noradrenalina y la dopamina. Un estudio ha demostrado que puede reducir en 50 por ciento el riesgo de suicidio en hombres y mujeres.[16]

También se dice que la cafeína hace que la gente esté menos estresada, más feliz y ayuda a que los atletas se desempeñen mejor, puesto que aumenta la cantidad de ácidos grasos en el torrente sanguíneo. Esto permite que los músculos de los atletas absorban y consuman esas grasas para obtener energía, dejando las reservas de carbohidratos del cuerpo disponibles para ser utilizadas más tarde.[17]

¿Debemos evitar la cafeína?

La evidencia demuestra que una o dos tazas al día no necesariamente son malas y hasta puede que brinden algún beneficio a la salud. Sin embargo, si consumes más, entonces las cualidades adictivas entran en juego. Si bebes café te recomendaría que no agregaras crema, pues las proteínas de la leche se adhieren a los flavonoides del café y reducen los efectos antioxidantes.

Los efectos positivos en la salud se reducen drásticamente si agregas azúcar. Pero, como parte de un estilo de vida sano, una o dos tazas de café al día aportarán los beneficios mencionados y no causarán los efectos colaterales ni los procesos adictivos.

---

[16] Lucas, M, *et al.*, "Coffee, caffeine, and the risk of completed suicide: results from three prospective cohorts of American adults", *World Journal of Biological Psychiatry*, julio de 2013.

[17] Costill, DL, *et al.*, "Effects of caffeine ingestion on metabolism and exercise performance", *Medicine and Science in Sports*, 1978, año 10, número 3, páginas 155–8.

¿Por qué es tan importante tomar agua?

Levántate y bebe un vaso de agua ahora mismo. Los beneficios para la salud son mucho mayores de lo que la gente piensa.

Podemos vivir sin alimento por semanas, pero sólo resistiremos algunos días sin beber agua. Nuestro cuerpo está conformado por entre 60 y 70 por ciento de agua, por lo tanto, tiene sentido consumirla para conservar la salud. La sangre es agua casi en su totalidad, y los músculos, pulmones y cerebro contienen mucha agua. Tu cuerpo requiere del agua para regular la temperatura y permitir que los nutrientes viajen a todos los órganos. El agua también transporta el oxígeno a tus células, remueve el desperdicio y protege tus articulaciones y órganos.

Cuando el cuerpo no recibe una constante y fiable provisión de agua fresca, tiene que racionar la que tiene y limitar ciertas funciones para lograr que la provisión dure más. Se da prioridad a los sistemas esenciales, como el cerebro, en tanto que otros reducen su funcionamiento y dotación hasta que el cerebro tiene sus necesidades satisfechas. Entre los signos de deshidratación leve, podemos contar el dolor crónico en articulaciones y músculos, dolor en la baja espalda, dolores de cabeza y estreñimiento. El estreñimiento es un signo definitivo de deshidratación. De hecho, el agua se requiere mucho antes de que sientas sed.

En el caso de la mayoría de nosotros, el mecanismo de la sed es tan débil que muchas veces se confunde con el hambre. Incluso la deshidratación leve puede reducir el ritmo metabólico. Así que, si buscas perder peso, el agua es tu amiga. Un estudio publicado por el *Journal of the American Dietetic Association,* en 2008, encontró que tomar un vaso de agua antes de los alimentos resultó en un decremento de 14 por ciento en el consumo de alimento.[18] No te

---

[18] Davy, BM, *et al.*, "Water consumption reduces energy intake at a break- fast meal in obese older adults", *Journal of the American Dietetic Association*, volumen 108, número 7, julio de 2008, páginas 1236-9.

llenes con refrescos y jugos procesados que están llenos de azúcar y calorías huecas. Si te parece que el agua es aburrida, dale sabor con algunas rebanadas de naranjas, limones, limas, sandía e incluso con algunas moras para hacerla más interesante.

La deshidratación puede detonar problemas en la memoria de corto plazo, dolores de cabeza, problemas para concentrarte en la pantalla de la computadora o en una página impresa. ¿Y adivina qué? La falta de agua también puede hacer que te sientas cansado.

La mayoría de nosotros está deshidratado crónicamente, en especial las personas mayores. Muchos piensan que el agua es demasiado simple para beberse, y sólo toman té, café, cerveza, vino, refrescos, agua con sabor y otras alternativas que contienen químicos. Estas alternativas no hidratan el cuerpo. Incluso hay varias que provocan un efecto deshidratador debido a su composición química.

Bebe sólo agua y ahorra en Botox

Comparada con el cerebro y otros órganos, tu piel es el último lugar al que llega el agua, pues se encuentra al fondo de la lista de prioridades a hidratar en el cuerpo. Por lo tanto, tu piel es un reflejo de tu salud interna. Si tu piel es muy seca y áspera, no necesitas una buena crema humectante, sino tomar mucha más agua. ¡Si tu piel está en esa condición, imagina cómo estarán tus órganos internos!

Las arrugas y demás líneas del rostro son mucho menos notorias cuando la piel está bien hidratada. ¡Así que puedes ahorrar dinero en cremas caras y tomar más agua!

¿Quieres librarte de la celulitis? ¡Toma más agua! La piel hidratada hace que este problema se note menos.

Tus ojos están formados por 90 por ciento de agua. Por lo tanto, si quieres que luzcan más chispeantes ¡empieza a beber más agua!

Recomiendo que mis clientes beban, al menos, entre litro y medio y dos litros de agua al día para tener una salud e hidratación óptimas; esto equivale a entre seis y ocho vasos. El agua con gas es una buena opción, pues a pesar de estar carbonatada brinda los efectos hidratantes benéficos. Obviamente, tu necesidad de agua aumenta si vives en un país caluroso.

Beber agua no es la única manera de obtener sus beneficios. Los monjes budistas han incorporado el agua a sus jardines durante cientos de años porque su sonido tranquiliza. Hay estudios que han demostrado que al escuchar el agua que corre naturalmente o al oleaje, se reduce la ansiedad.

Las frutas y verduras están compuestas por hasta 80 por ciento de agua, así que puedes hidratarte tomando jugos frescos o comiendo estos alimentos crudos para obtener los nutrimentos. Un estudio japonés muestra que las mujeres que se hidratan comiendo fruta y vegetales tienen menor índice de grasa corporal y cinturas más pequeñas que las que sólo toman agua. Las sandías contienen 92 por ciento de agua, los duraznos 88 y los pepinos 96 por ciento.

He compartido mucha información en este capítulo y comprendo que puede resultar abrumadora. Tómate tu tiempo para asimilar la información y fíjate si hay algunos cambios pequeños que puedas implementar ahora mismo. No seas duro contigo y no trates de hacer demasiadas cosas al mismo tiempo. Yo estoy contigo en este viaje y sé cuán difícil es realizar cambios. ¡Puedes hacerlo!

El siguiente capítulo trata de la purificación energética de tres semanas en detalle, así que podrás comenzar con el pie derecho.

CAPÍTULO **9**

La cura para la fatiga y la purificación energética de tres semanas

L a purificación energética de tres semanas está diseñada para las personas con un estilo de vida ocupado que no tienen tiempo para ir a un retiro y tomar jugos durante una semana. He asistido a los retiros de jugos y suelo sentirme de maravilla después. Estar lejos de mis tentaciones habituales, rodeada de gente que sólo bebe jugos y no come, tendida al sol y practicando yoga con regularidad, ha sido muy benéfico para mí. Sin embargo, comprendo que puede ser difícil de hacer incluso una vez al año, debido al costo y a la falta de tiempo. Además, tampoco tiene mucho sentido estar mega bien una semana al año y comer comida chatarra las otras 51 semanas.

Diseñé esta purificación de tres semanas para la gente ocupada que quiere sentirse más energizada, menos cansada, que quiere comer sanamente pero que no desea renunciar a la flexibilidad. Si tienes una cena importante en tu agenda, no tendrás que renunciar a ella para cumplir con este programa, puesto que te ofrezco las opciones más sanas para elegir. Quiero que elijas sanamente y sin problemas, porque si te resulta fácil hacerlo, es más probable que te adhieras al plan.

Esta purificación de tres semanas te hará sentir mejor que nunca al retirarte paulatinamente el azúcar y restablecer el equilibrio metabólico. Te ayudará a recuperar tu energía y vitalidad, a perder peso y a sentirte confiado y fabuloso. He probado muchísimos planes de desintoxicación y pérdida de peso en mi vida, y he tomado lo mejor de cada uno de ellos para incluirlo en la purificación de tres semanas. Con base en mi experiencia, honestamente pienso que éste es el plan más fácil de seguir sin tener que hibernar tres semanas dejando de lado el trabajo y la vida social.

La gente da por sentado que una desintoxicación se trata sólo de cuidar lo que se come y lo que se pone en el cuerpo, pero también es importante purificar la mente, usar buenos productos naturales en la piel que contengan pocos o ningún químico, y dejar ir las emociones negativas para poder restaurar verdaderamente tu energía.

Otra buena razón para hacer una desintoxicación o programa de limpieza al menos dos veces al año, es la de dar al sistema digestivo un descanso. ¿Sabías que nuestro sistema digestivo produce tanta serotonina —el químico feliz— como nuestro cerebro?[1] Consecuentemente, un intestino que no funciona a toda su capacidad puede afectar nuestro estado anímico, el bienestar mental y los niveles de energía. Cuando nuestro sistema digestivo se encuentra en forma, absorbe los nutrimentos y remueve las toxinas con mayor eficiencia. Así como la piel de nuestro cuerpo se descarta y regenera cada seis meses, lo hace también el recubrimiento de nuestro sistema digestivo. Una desintoxicación permite que el recubrimiento se regenere y se recupere de la tensión causada por los alimentos, la bebida, los químicos y las drogas que consumimos.

¿Cómo funciona? La semana uno funciona como introducción y te dedicarás a reducir tus malos hábitos poco a poco, procurando ingerir frutas y verduras y evitando los alimentos procesados. En

---

[1] Davy, BM, *et al.*, "Water consumption reduces energy intake at a break- fast meal in obese older adults", *Journal of the American Dietetic Association*, volumen 108, número 7, julio de 2008, páginas 1236–39.

las semanas dos y tres agregamos comidas líquidas y suplementos para una purificación más profunda.

La historia de la desintoxicación

Los principios de la desintoxicación no son nuevos. De hecho el concepto de autointoxicación, entendido como la conciencia de que ciertos alimentos contienen toxinas dañinas para el cuerpo, se originó en el antiguo Egipto y en Grecia. Todas las religiones promueven el ayuno, incluyendo al judaísmo, al islam, el hinduismo y el cristianismo. Tradicionalmente se asociaba con la penitencia y la purificación. Ha desempeñado este papel en varias culturas durante miles de años

Sin embargo, hasta ahora no existe evidencia científica de que las dietas de desintoxicación sean efectivas, por lo que algunos científicos han declarado que la desintoxicación no es necesaria, ya que el cuerpo tiene formas de purificarse solo. Esto es cierto en principio. El cuerpo tiene procesos para remover las toxinas por medio del sudor, las heces fecales y el sistema linfático, pero en los tiempos modernos estos procesos podrían perder eficacia debido a nuestra alta exposición a químicos por medio de los pesticidas y los conservadores que hay en la comida, a la contaminación y a las drogas, a los excesos en el comer, al consumo excesivo de alcohol y a nuestros estilos de vida ajetreados.

Investigaciones recientes han demostrado que ayunar dos días a la semana puede ser muy benéfico para la salud. Además de contribuir a la pérdida de peso, el dedicar dos días a la semana al consumo de 500 calorías, en el caso de las mujeres, o 600 en el de los hombres, ha demostrado regular el azúcar en la sangre, lo que puede llevar a mejores niveles de energía y a proteger contra el mal cardiaco y la enfermedad en general.[2]

---

[2] Vallejo, F, *et al.*, "Phenolic compound contents in edible parts of broccoli inflorescences after domestic cooking", *Journal of the Science of Food and Agriculture*, noviembre de 2003, volumen 83, número 14, páginas 1511-6.

Mi experiencia con mis clientes (y conmigo) ha demostrado una y otra vez que las desintoxicaciones son increíblemente benéficas para permitir que el sistema descanse y se recargue.

Como médico que practica la medicina integral o integrativa, puedo afirmar que la mayoría de los males son causados por la inflamación crónica del cuerpo, ésta suele ser causada principalmente por los alimentos que consumimos y por los altos niveles de estrés. La investigación ha demostrado que la inflamación es un factor que contribuye al cáncer, a los males cardiacos y al Alzheimer. Un programa de limpieza es un buen comienzo para reducir la inflamación e introducir un estilo de vida y una dieta más sanos.[34]

Te invito a unirte conmigo en este proceso de desintoxicación de tres semanas para inaugurar un nuevo periodo en el que comerás sanamente, apoyarás a tu cuerpo quitándole el azúcar y la cafeína, y recargarás energía.

El peso

El primer objetivo de este proceso de purificación no es perder peso, pero mis clientes siempre bajan de peso porque hacen cambio significativos en su dieta y, en algunos casos, hacen más ejercicio de lo normal. Si la pérdida de peso es importante para ti, pésate antes y después del programa. También puedes medir tu cintura y ver si reduces. Es normal que, al ejercitarme, no pierda peso en kilogramos, pero la figura cambia y el tamaño de la cintura disminuye.

---

[3] *Comer sanamente: una guía para la nueva nutrición,* un reporte de la Escuela de Medicina de Harvard.

[4] Brown, Jeff y Fenske, Mark, *The Winner's Brain: 8 Strategies Great Minds Use to Achieve Success,* Cambridge, Mass., Da Capo Press, 2010.

Prepárate

La preparación es clave para el éxito en este programa. Por lo regular, trabajo varios días seguidos desde las nueve de la mañana hasta la medianoche. Esto significa que debo estar súper preparada para tomar decisiones más sanas sin estar tentada a comer una hamburguesa con papas de camino a casa.

Advertencia: mientras más te prepares, más fácil te resultará lo anterior. Primero que nada, ¡líbrate de la tentación! Tira todos los alimentos procesados, papas, pasta, pan, refrescos, té, café y leche de tu casa. Mis debilidades son el chocolate y el pastel, así que debo sacarlos de mi casa antes de comenzar con el plan de limpieza. Si te preocupa el desperdicio, puedes donar los alimentos a un banco de comida, o darlos a la caridad o a un refugio o simplemente regalarlo a alguien que los vaya a disfrutar.

Luego, trata de escoger un periodo de tres semanas en el que no tengas compromisos sociales y puedas evitar fácilmente el alcohol y el comer en exceso. Si lo prefieres, puedes darte un "alimento de despedida" con comida procesada, postres, etc., en especial si piensas que esto te ayudará psicológicamente antes de comenzar con el programa.

A muchas personas les conviene comprar todo lo necesario una vez a la semana. Esto reduce la tentación de comprar alimentos poco saludables. A otras personas les gusta la flexibilidad de poder comprar lo necesario cada pocos días para no adquirir de más y evitar el desperdicio, especialmente en el caso de las frutas y verduras que pueden pudrirse si no se consumen en algunos días. Otras personas invierten tiempo en planear los alimentos para toda la semana y compran exactamente lo que necesitan. Haz lo que mejor te parezca, pero sin importar qué sistema escojas, recuerda que el objetivo es reabastecer tu casa con alimentos saludables.

Usa la lista que encontrarás más adelante como guía. No tienes que comprar todo lo que aparece en la lista, pero así contarás con un indicador de lo que puedes comer durante el plan. No tienes por qué comprar nada que no te guste, pero a veces conviene probar cosas nuevas.

La buena nutrición consiste en nuestra manera de absorber la luz solar y energizar nuestro cuerpo. La lista que te muestro a continuación está llena de deliciosos alimentos nutritivos que nos ayudan a entrar en contacto con la tierra y la luz solar, alimentando así nuestra propia fuente de energía.

Lista de compras

Te presento una lista de compras muy básica que te ayudará a comenzar:

- Pollo: pechuga, piernas, muslo... cualquier pieza está bien y mejor si las pides sin piel.
- Pescado blanco: bacalao, calamar, escalopas, venera.
- Atún.
- Pescado aceitoso: salmón, macarela, arenque, sardinas, anchoas.
- Pavo.
- Camarones.
- Mejillones.
- Vegetales —cualesquiera. Procura elegir una variedad de colores, por ejemplo, col roja, betabel, zanahorias, pimientos rojos, así como también brócoli, espinacas, etc. Otras sugerencias: coliflor, coles de Bruselas, col. Vegetales de verduras verde oscuro: col rizada, albaca, lechuga orejona, tomates, pepinos, espárragos, ejotes, hongos. Vegetales de raíz: chirivías, calabaza, colinabos, calabaza mantequilla y camote.
- Ensalada —las combinaciones que ya vienen preparadas están bien.
- Huevos.
- Cuscús.
- Arroz integral.

- Fideos de arroz.
- Lentejas.
- Alubias, fabes, etc.
- Hummus.
- Frutas (todas).
- Avena.
- Granola sin azúcar.
- Pan de centeno.
- Leche de soya, de arroz y de almendra.
- Nueces: almendras, brasileñas, de castilla (sin sal).
- Semillas: de calabaza, de linaza, de girasol.
- Frutas secas.
- Aceitunas.
- Mantequillas de nueces (almendras, cacahuate, etc.).
- Hierbas.
- Especias.
- Aceite de oliva.
- Aceite de linaza.
- Aceite de coco.
- Vinagre balsámico.
- Tés herbales.
- Agua mineral sin gas.
- Proteína en polvo para hacer batidos: existen muchas buenas marcas en el mercado; varias están saborizadas y están llenas de vitaminas y minerales. También puedes comprar proteína de suero o polvo de cáñamo en tiendas naturistas y agregarlo a tu fruta. Asegúrate de que la marca que elijas tenga, aproximadamente, 20 gramos de proteína por ración.
- Barras saludables. Estas están disponibles en la mayoría de las tiendas de productos naturistas. Asegúrate de que no contengan azúcares de ninguna especie.

Alimentos que debes evitar

- Lácteos. Esto incluye leche, queso, crema y yogur.
- Alcohol.
- Café y té.
- Papas blancas.
- Pasta blanca.
- Arroz blanco.
- Chocolate y pasteles.
- Trigo
- Alimentos procesados.
- Azúcares.

La miel

Tal vez notes que en algunas de las recetas se incluye la miel. De ser posible, usa una miel de alta calidad, como la Manuka, pero si esto excede tu presupuesto, puedes usar un poco de miel común en las recetas. Si eres afecto a lo dulce y sientes que te falta, el edulcorante ideal sería una pequeña cantidad de edulcorante con base en frutas, como stevia.

Cómo cocinar

Las principales técnicas de cocinado durante el programa son: asar, escalfar, cocinar al vapor, hornear, freír ligeramente en aceite de coco, de oliva y el salteado. Se trata de formas sencillas para cocinar los alimentos con poco aceite. Debes evitar freír las cosas durante las tres semanas.

En nuestros días, mucha gente cocina con el horno de microondas. Si quieres hacerlo, evítalo en el caso de los vegetales (y tampoco los hiervas demasiado). Un estudio demostró que cocinar el brócoli en microondas de 1000 watts, con mucha agua, reduce los nutrimentos en 97 por ciento. En general, cocinar al vapor sólo reduce los nutrimentos en 11 por ciento. Sin embargo, si cocinas los vegetales con un par de cucharaditas de agua, en un recipiente cerrado, se reduce la pérdida nutrimental.

Establecer tu actual nivel energético

Para los profesionales de la salud es difícil medir la fatiga, pues se trata de un síntoma subjetivo. Existen algunas escalas, como la Escala Piper de Fatiga, que ha demostrado ser confiable y válida cuando se ha sometido a pruebas. A veces no es fácil juzgar cómo te sientes cuando estás llevando a cabo un programa; el valorar tu estado antes de comenzar el programa de las tres semanas te ayudará a detectar claramente los cambios experimentados.

Abajo encontrarás un cuestionario que puedes responder antes de empezar con el programa, para luego comparar y saber lo mucho que has mejorado. Si prefieres llenarlo en línea, puedes bajar una copia en www.holistic-doctor.co.uk.

En cada pregunta, debes determinar qué número describe mejor tu situación actual, usando una escala del 1 al 10.

1. ¿Qué tan severa piensas que es tu fatiga actualmente?

Nada en absoluto   Muy debilitante
  1   2   3   4   5   6   7   8   9   10

2. ¿En qué grado afecta tu fatiga actual tu capacidad de completar el trabajo —por ejemplo, sueles reportarte enfermo o dejar a un lado el trabajo debido al cansancio?

Ninguno   Bastante
  1   2   3   4   5   6   7   8   9   10

3. ¿En qué medida interfiere el cansancio que sientes con tu capacidad para socializar —por ejemplo, cancelas planes para quedarte
en casa a causa de la fatiga?

Ninguna   Mucho
    1   2   3   4   5   6   7   8   9   10

4. ¿Cuánto dependes de los estimulantes, como la cafeína o el azúcar,
para seguir adelante?

Nada   Mucho
    1   2   3   4   5   6   7   8   9   10

5. Piensas que la fatiga que sientes es:

Normal   Anormal
    1   2   3   4   5   6   7   8   9   10

6. ¿A qué grado te sientes...

Fuerte   Débil
    1   2   3   4   5   6   7   8   9   10

7. ¿Cómo describirías tus niveles de estrés?

Relajado   Estresado
    1   2   3   4   5   6   7   8   9   10

8. ¿Puedes pensar con claridad?

Sí   No
    1   2   3   4   5   6   7   8   9   10

9. Consideras que estás:

| Alegre | | | | | | | | Deprimido | |
| 1 | 2 | 3 | 4 | 5 | 6 | 7 | 8 | 9 | 10 |

Suma tus calificaciones y fíjate en tu total pensando en que el máximo es 90. Puedes repetir este cuestionario al finalizar cada semana de la purificación o al final de todo el programa. Así podrás medir objetivamente cuánto ha mejorado tu nivel de energía.

La experiencia de Alexis

Puede ser difícil comenzar un nuevo programa para mejorar tu salud y bienestar general, de modo que aquí te presento algunas palabras inspiradas en una de mis primeras "purificadas", la adorable Alexis:

He luchado con mi peso durante muchos años. Soy lo que ustedes llamarían una dietista yo-yo. He intentado todo y cada dieta me ha hecho sentir privada de alimento y, eventualmente, llegaba el momento en que botaba el plan y comía hasta hartarme, lo que arruinaba mi duro trabajo. Me sentía torpe, inflamada y, para ser francos, GORDA todo el tiempo. Además, siempre estaba cansada y nunca sentía la motivación o energía como para hacer algo en términos de ejercicio físico.

Desde que comencé con este plan, me he sentido más sana en general; mi piel es más fresca y tersa, lo que significa que uso menos maquillaje para cubrir mis zonas resecas, pues éstas ya no existen. Los amigos y la familia comentan que mi piel "reluce" desde que empecé con el plan. La gente me ve disfrutar del plan y también se percata de todos los cambios, por lo que varios han comentado que piensan hacer cambios a su propia dieta para obtener los mismos efectos. Tengo más energía que nunca y hasta me dan ganas de hacer ejercicio, por lo que me ejercito 4 o 5 veces a la semana.

Ahora se me antojan las frutas, las nueces y las semillas en lugar del chocolate, las papas fritas y el pan, y hasta tuve mi primera salida a cenar sin alcohol; no lo extrañé para nada.

—Alexis Hare, Cardiff, Reino Unido

Ahora que has revisado tus niveles de energía y que has llenado tu alacena y refrigerador con toda suerte de alimentos adorables y sanos, ha llegado el momento de comenzar con la purificación. ¡Espero que estés emocionado! Estás dando el primer paso para sentirte menos cansado, con mayor energía, menos abatido, más vibrante, menos aletargado. ¡Estarás listo para adueñarte del mundo!

Semana uno: semana de introducción

La primera semana estará dedicada a hacer que tu cuerpo vuelva a echarse a andar y a reducir los antojos. Esto será más fácil si la gente que está a tu alrededor te apoya (por eso funcionan los clubes para bajar de peso). Con la verificación y pesado semanales, sentirás más deseos de apegarte al plan, pues no tendrás pretextos para justificar que no hayas llegados a tus metas y objetivos.

En ocasiones, cuando haces cambios en tu vida te encuentras con la resistencia de ciertas personas que, por la razón que sea, quieren que te quedes como estás. Por experiencia, sé que la gente dice cosas como: "¿Por qué quieres hacer eso?" o "¿No es peligroso?" Puede que su intención sea buena, pero es fácil que ese tipo de comentarios te aparten de tu propósito. A la gente le gusta que justifiques tu bien comer, así que inventa cualquier cosa y diles que necesitas comer mejor, o finge que no lo estás gozando, pues a la gente parece resultarle más aceptable el que estés a dieta y ésta te resulte odiosa. Ahora bien: si estás muy decidido, sólo sé honesto y di la verdad. Nunca se sabe: ¡a lo mejor hasta los inspiras para hacer lo mismo que tú!

Siempre es muy positivo contar con un amigo que te apoye. Podrían hacer juntos el plan de tres semanas, ¿no? Asegúrate de que tu pareja está en el mismo barco que tú. Puede que él o ella no estén listos para cambiar su dieta, pero si apoyan tus decisiones —pueden preparar sus propias comidas o cenas, y las de los niños— tendrás muchas más probabilidades de cumplir con el plan de purificación de tres semanas. Algunos de mis clientes me han comentado que sus parejas "comen limpio" en casa para apoyarlos, pero comen lo que desean cuando están afuera o cuando mis clientes no están presentes, lo que ayuda a evitar las tentaciones.

He dispuesto una comunidad en línea para que los clientes que quieren hacer mi plan de purificación puedan compartir recetas y apoyarse. Algunas de estas personas nunca se han encontrado, pero reciben apoyo; a veces, se encuentra más apoyo en estas personas desconocidas que en las familias.

Semana uno: plan de alimentación

La primera semana constituye una delicada introducción para librarte de tu vieja y nociva dieta, y de los antojos. La intención es evitar el hambre y evitar cosas poco saludables.

Para la comida y la cena, me parece mejor imaginar una división en cuatro partes de un plato normal, y llenarlo de la siguiente manera: dos de esas cuatro partes deben contener vegetales o ensalada, un cuarto debe contener proteína y el cuarto restante carbohidratos, como arroz integral, cuscús o camote.

Recomiendo que el desayuno sea alto en proteína, pues diversos estudios han demostrado que esto provoca un aumento de energía que ayuda a quemar grasa a lo largo del día y te mantiene satisfecho durante más tiempo. De hecho, es importante consumir algo de proteína con cada alimento para elevar los niveles de energía y mantener el hambre a raya.

Semana uno: el proceso de adaptación paulatina

Los dos alimentos con los que más sufren mis clientes cuando emprenden la purificación, son el café y el azúcar. Si en verdad estás sufriendo por la falta de café, en vez de eliminarlo, te recomiendo que bebas raciones diluidas con la mitad del café acostumbrado. Además, debes quitarte una taza al día. Si quieres beber café descafeinado por algunos días, no hay problema. Por lo regular, los síntomas de la abstinencia duran dos o tres días, así que si puedes cortar el consumo de café de tajo, sería mucho mejor. El té verde también contiene cafeína, pero ofrece beneficios extra a la salud, pues aumenta el metabolismo y tiene propiedades antioxidantes, por lo que puede utilizarse como sustituto saludable del café.

Si estás luchando con los antojos de azúcar, toma un suplemento de aminoácidos llamado L-glutamina. La glutamina puede tomarse en una cápsula de 500 mg, hasta una cada hora; si se toma con el estómago vacío, puede engañar al cuerpo haciéndolo creer que tiene azúcar en el sistema. Su consumo es seguro y no se conocen efectos colaterales. La gente que tiene deficiencia de cromo suele sufrir antojos por cosas dulces, así que bien podría valer la pena consumir un suplemento. Existe otro suplemento llamado ácido caprílico que te puede ayudar a estabilizar el nivel de azúcar en la sangre. Es un componente del aceite de coco, y se piensa que reduce los antojos de azúcar cuando se está en una dieta baja en este edulcorante. Se puede consumir una tableta de 350 mg al día.

Este proceso de adaptación paulatina implica que, para la semana dos, estarás libre de cafeína, de azúcar y te sentirás bien.

Ejemplo de menú diario

Desayuno
Elegir entre:

- Jugo o batido de fruta (*smoothie*) con algunas nueces.

- Avena hecha con leche descremada; añadir nueces, semillas y un plátano o algo de miel o jarabe de agave para endulzar.

- Huevos revueltos con salmón ahumado o con rebanadas de pavo.

- Omelette con algo de carne o con salchichas vegetarianas para obtener proteína.

Tentempié
Elegir entre:

- Un puñado de nueces o semillas.

- Mezcla Trail (combinación de granos, semillas y frutos secos; ver la página 180 para la receta)

- Hummus (pasta de garbanzos con jugo de limón, crema de ajonjolí —tahina— y aceite de oliva, básicamente) y palitos de zanahoria

Comida
Divide tu plato en cuatro partes y asegúrate de incluir lo siguiente:

- Medio plato de ensalada o vegetales.

- Un cuarto de plato de la proteína de tu elección como pollo, hummus, atún.

- Un cuarto de plato con carbohidratos como cuscús, arroz integral o camote.

Tentempié

- Barra energética sana, pieza de fruta.

Cena
- Al igual que en la comida, divide tu plato en cuatro partes:
- Medio plato de vegetales.
- Un cuarto de plato de la proteína de tu elección.
- Un cuarto de plato con carbohidratos.

Si esta forma de comer te resulta completamente extraña y sientes que será un gran reto, ¿por qué no empezar por "comer limpio" durante dos días a la semana para luego aumentar los días durante unas semanas? Experimentarás algunos beneficios y notarás una mejora de tu salud y energía. Si tienes niños, sería completamente seguro y benéfico para ellos "comer limpio" durante unos días a la semana.

Semana uno: comer fuera

Otra dificultad que la gente enfrenta es qué hacer si están fuera de casa y deben comprar comida. Esto no tiene por qué ser difícil. La mayoría de las cadenas de cafeterías venden ensaladas razonablemente saludables en nuestros días, y si sales a cenar puedes pedir ensalada. Yo suelo pedir un plato de pollo o pescado con verduras y evito las papas fritas. Si tienes que entrar a un supermercado, puedes elegir alguna carne de las que se comen en frío, o hummus, acompañándolo de una ensalada preparada. Para evitar quedarme con hambre en el caso en que no haya opciones saludables, yo suelo llevar un plátano en mi bolsa y algunas barras energéticas saludables o una bolsa con varias nueces, semillas y frutos secos. ¡Así no tengo pretexto para tomar una bolsa de papas fritas con sal y vinagre!

Semana uno: otros consejos

Recomiendo que comas cuantos alimentos crudos puedas durante este tiempo. Esto es debido a que las frutas, vegetales, semillas y nueces te ayudarán a desintoxicar el cuerpo aún más rápido. Los beneficios de incorporar a tu dieta alimentos crudos son los siguientes: ingerirás más enzimas, vitaminas, minerales y fitonutrientes que si tu comida se hubiera cocinado. Las enzimas de la comida ayudan a convertirla en una mezcla que el tracto digestivo puede procesar, pero también ayudan a tener más energía, tienen efectos antiinflamatorios, ayudan a reparar el sistema inmunológico y el cuerpo en general. Cuando cocinamos la comida destruimos muchas de las enzimas que, naturalmente, nos ayudan a digerirla. Yo procuro comer cosas crudas en cada alimento (smoothies, jugos o ensaladas).

Los mejores consejos para comer fuera

- Puedes revisar el menú por anticipado y planear tu comida.

- Si no hay nada que se ajuste a tus necesidades, cambia de lugar o llama al restaurante para saber si te pueden ayudar a cumplir con tus requerimientos alimenticios.

- Lleva tu auto para que no tengas la tentación de beber alcohol.

- En la mayor parte de los restaurantes puedes pedir ensalada o una carne con vegetales.

- Si el restaurante es hindú, opta por un plato de pollo seco como el *tikka* con *dhal*, o arroz con vegetales.

- ¡La comida china y la tailandesa son truculentas! Puedes elegir algún arroz sofrito o algo con fideos; además, siempre tienen sopas. Los restaurantes tailandeses suelen ofrecer ensaladas. Evita las salsas, pues están llenas de calorías.

- Come bien todo el día antes de salir para que te sientas menos hambriento y no termines atragantándote.

- Toma medio litro de agua antes de salir. Muchas veces confundimos la sed con el hambre.

- Antes de salir, recuérdate por qué comenzaste con este plan. Mantén la motivación. Es tu elección y no durará por siempre.

- Trata de salir sólo con amigos que te apoyen y que no traten de forzarte a comer pastel de postre.

- Si cometes un desliz, no te castigues. Olvídalo y comienza de nuevo. Pórtate "a la altura" durante un par de días.

Hay formas de elaborar platillos completamente crudos y puedes buscar clases de este estilo de cocina. También puedes comprar o preparar mousse de chocolate, brownies y otros postres deliciosos y nutritivos si tu diente es muy dulce (ver páginas 178-179).

En esta etapa no recomiendo tomar más suplementos, puesto que tu cuerpo ya estará lidiando con suficientes cambios. Es común sentir un leve dolor de cabeza o un poco de cansancio durante los primeros dos a tres días, así que, de nuevo, procura realizar este plan en días en que no estés tan ocupado y todo será más fácil. Si necesitas dormir mucho, debes permitírtelo durante los primeros días, pues tu cuerpo requiere del sueño para reparar las células dañadas. Si tomas medicinas, debes continuar con éstas, pero evita los medicamentos no recetados por tu médico. Si fumas, evitar los cigarrillos sería enormemente benéfico. También debes de hacer tu mejor esfuerzo para evitar el alcohol durante este periodo.

El *ejercicio* también es útil en esta etapa, pero evita las rutinas intensivas y concéntrate en los ejercicios suaves que restauran el bienestar del cuerpo y el alma, como el yoga, los Pilates, la natación o caminar, especialmente durante los primeros días. Un buen comienzo sería arrancar con sesiones de 15-30 minutos que puedes ir aumentando con el tiempo. Recomiendo caminar afuera lo más posible, pero hazlo durante 20 a 30 minutos por lo menos.

La *relajación* también es importante. Como ya mencioné, el estrés es tóxico para tu cuerpo e instiga procesos inflamatorios, por lo que es importante relajarse cada día. Para ello, puedes meditar, caminar, escuchar tu música favorita, leer o escribir un diario. Recomendaría que te relajaras al menos 15 minutos diarios durante esta etapa.

Las *afirmaciones* son frases que repites a lo largo del día y que son significativas para ti. Son útiles para mantenerte motivado y para enfrentar cualquier creencia sobre ti mismo y sobre la vida en general que te limite. Las afirmaciones útiles para este programa son:

Me comprometo a mejorar mi salud y energía.
Me amo y valoro.
Me siento fuerte, saludable y lleno de energía.
Me siento vibrante y vital.
Estoy tomando medidas para mejorar mi energía.
Cada día me acerco a la vida que quiero y merezco.
Merezco una vida fantástica.
Con cada paso que tomo, me siento más fuerte y energizado.

Usa las que más te convengan o crea las tuyas. Escríbelas 21 veces y dilas en voz alta también 21 veces. También puedes repetirla mentalmente si estás en público o usarlas en tu meditación como mantra para lograr la concentración.

La *música* es una muy buena manera de obtener motivación e inspiración extra. Mark Fenske, coautor de *The Winner's Brain: 8 Strategies Great Minds Use to Achieve Success*, dice que concentrarse en una canción favorita combate las señales desmotivadores del cerebro, las que se asocian con la fatiga y el tedio. Buena parte del poder de la música reside en su capacidad para evocar reacciones emocionales y mejorar el estado de ánimo. Esto se ha probado por medio de imágenes neurológicas que muestran cómo esa sensación de poder puede derivar de una buena letra o de los recuerdos intrínsecamente positivos asociados con una pieza musical. Además, la música estimula regiones cerebrales directamente relacionadas con la motivación. Así que crea una lista de reproducción con música poderosa y alegre que te haga sentir contento, que te recuerde buenos momentos y que aumente tu energía. Mi lista incluye canciones de Oasis, Take That y... ¿quién puede resistir un poco de "Moves Like Mick Jagger", de Maroon 5? Ponlas durante tus sesiones de ejercicio para mejorar la motivación y el rendimiento.

El cepillado de tu cuerpo puede ayudar al proceso de desintoxicación al incrementar la circulación de la sangre cerca de la piel y el drenado del sistema linfático. Esto alienta a que el cuerpo libere toxinas. Los cepillos corporales no son caros, así que puedes hacer esto en tu casa. Usa tu cepillo en las zonas de más resequedad, comenzando por los tobillos y subiendo con movimientos circulares hacia el corazón, ya que el líquido linfático fluye en dirección al corazón. La única excepción la harás cuando te cepilles la espalda, misma que puedes cepillar hacia abajo si lo deseas. Después de los tobillos, pasa a las pantorrillas, muslos, vientre, espalda y brazos. Luego báñate para liberarte de las impurezas. Cinco minutos al día bastan para ver una mejoría.

Cuando te sometes a una desintoxicación física, también es completamente normal sentirte más emocional. Al día cuatro o cinco te sentirás mucho mejor —lleno de energía y vitalidad—, así que no te preocupes y concéntrate en el maravilloso resultado final.

Lo mejor de este plan es que puedes comer tanto como quieras. No hay límite, así que nunca te sentirás hambriento en la semana uno, siempre y cuando te mantengas comiendo alimentos limpios. Pero además, también perderás algo de peso con este plan. La cantidad puede variar de los dos kilos a los cinco kilos en las primeras dos semanas.

¿Necesitas más motivación para seguir adelante? Fíjate en lo que la guapa Elizabeth dijo después de llevar a cabo la purificación:

La experiencia de Elizabeth

En el último año adquirí malos hábitos, no comí la dosis de al menos cinco frutas y verduras al día, ¡por no hablar de mi debilidad por el chocolate! También tengo el síndrome del intestino irritable e intolerancia a los lácteos y al trigo, de modo que mi estómago rara vez se siente en paz. En principio, la purificación de tres semanas me ha ayudado a incorporar muchos más vegetales y frutas a mi dieta, tanto que ya las cinco frutas o verduras al día se van convirtiendo en unas ocho. También se redujeron mis antojos de mala azúcar y he hallado alternativas naturales muy buenas. He bajado tres kilos sin contar calorías, lo que me gusta de sobremanera. Mi estómago ha estado más tranquilo (sin inflamarse) y la verdad es que comer limpio trae beneficios infinitos. Finalmente, el consejo sobre los suplementos es brillante, pues le han dado a mi cuerpo un apoyo extra. La Dra. Sohère es excelente, una consejera con los pies en la tierra en cuya palabra puedes confiar.

—Elizabeth Inniss, Birmingham, Reino Unido

Semana dos

La diferencia consiste en que, en esta semana, consumirás dos alimentos líquidos al día. Recomiendo ingerir en líquido el desayuno y la cena, dejando el alimento grande para la hora de la comida. Esto tiene por objeto el que tu sistema digestivo disponga de un largo periodo para descansar y recuperarse. Al tener un gran alimento a la hora de la comida puede resultar un tanto difícil en el trabajo, pero la clave está en la preparación. Casi todos los lugares de trabajo tienen un horno de microondas que puedes utilizar para calentar una comida que ya hayas preparado la noche anterior, llevándola al trabajo en un contenedor. No hay evidencia de que calentar los alimentos en el horno de microondas destruya los nutrimentos, siempre y cuando no se caliente demasiado la comida (ver página 134). Si en tu lugar de trabajo no disponen de un microondas o si no te gusta la idea de usar este tipo de hornos, puedes preparar algo que no necesite calentarse, como una gran ensalada con cuscús y carne fría. En esta semana también se reduce la cantidad de carbohidratos.

Otro cambio se refiere a los suplementos que te recomiendo tomar. Aprendamos sobre ellos:

- Probióticos: para ayudar a que tengas un buen equilibrio de la flora intestinal, mejorando la digestión y ayudando a digerir la comida.
- Enzimas digestivas: para ayudar a que tu sistema digestivo digiera la comida fácilmente, absorbiendo tantos nutrimentos como sea posible a partir de tu comida.
- Cascarilla de semilla de psyllium: Se trata de un producto de fibra natural que mejorará la regularidad del intestino.
- Ácidos grasos omega-3: Esenciales para un metabolismo normal.
- Multivitamínicos/suplementos de comida integral: para asegurar una nutrición óptima.

Tu programa se verá parecido a lo siguiente:

Desayuno: jugo o batido de frutas (*smoothie*), cascarilla de psyllium, probióticos y enzimas digestivas.

Tentempié: Hummus y palitos de vegetales.

Almuerzo: Enzimas digestivas/probióticos/aceites de pescado omega-3, proteína y ensalada o vegetales con carbohidratos como arroz integral, cuscús o camote.

Tentempié: Mezcla Trail o nueces.

Cena: suplemento integral/multivitamínico, probióticos y enzimas digestivas. Sopa, *smoothie* o proteína y vegetales/ensalada (nada de carbohidratos en la cena; ver abajo).

Si eres nuevo en esto de tomar alimentos líquidos, puedes comenzar por uno al día en el desayuno y luego, llegada la semana tres, puedes tomar dos alimentos líquidos al día, claro, si te gusta y si se ajusta a tu estilo de vida. Si quieres, puedes consumir tus alimentos líquidos en el desayuno y la comida, pero la desintoxicación será mayor si los consumes en el desayuno y la cena. Si en verdad piensas que no puedes hacer esto, limítate a comer limpio.

Procura dejar pasar al menos 12 horas entre tu alimento líquido nocturno y el alimento líquido matutino. Esto pretende dar a tu cuerpo suficiente tiempo para descansar y repararse. Mantente bien hidratado con tés herbales o agua, pues ya sabemos que el cuerpo suele confundir la sed con hambre. No quiero que tengas hambre, así que cuando la sientas, toma un vaso de agua y come fruta, mezcla Trail, vegetales y hummus, semillas o nueces. Sólo asegúrate de que se trata de una opción sana.

Como ya he dicho muchas veces, quiero que este plan se ajuste a tu estilo de vida, así que si tienes un compromiso para cenar que no puedes cancelar, puedes consumir el alimento líquido en la comida, o algo ligero, para después consumir en la cena algo que no tenga carbohidratos. Puedes hacer esto una que otra vez para que tu vida social no se vea afectada.

¡Sólo resta una semana! Mantente motivado al enterarte de lo bien que se sintió Raquel después de la purificación de tres semanas:

La experiencia de Raquel

Recientemente desarrollé malos hábitos alimenticios. Comía mucho chocolate, comida para llevar y todo tipo de comida chatarra. Apenas consumía frutas y verduras. Me sentía inflamada, aletargada cansada y desmotivada.

Desde que comencé con el programa de purificación, tengo mucha más energía, mi concentración en el trabajo ha aumentado y me siento mejor en mis zapatos. La ropa me queda mejor, lo que siempre es bueno. El plan me ha enseñado buenos hábitos y una manera en que éstos pueden entrar a mi vida para no salir. ¡Nunca volveré a mis viejos hábitos!

—Rachel Freeman, Cardiff, Reino Unido

Semana tres

Llegado este momento te sentirás maravillosamente y, espero, estarás completamente habituado al plan alimenticio. Ahora ha llegado el momento de aumentar el ejercicio y de realizar una "desintoxicación emocional".

Desintoxicación emocional

Nos hemos concentrado en la desintoxicación del cuerpo durante las tres semanas del plan, pero así como no tendría mucho sentido comer bien una semana para luego volver a los malos hábitos las otras 51 semanas del año, tampoco ayuda purificar el cuerpo sin poner atención a tu mente. Tómate un tiempo para someterte a una desintoxicación emocional —además de hacerte sentir y pensar más positivamente, reforzará los cambios positivos que has hecho a tu dieta. A estas alturas, tus niveles de energía deben estar por los cielos, así que es un buen momento para concentrarte en tus metas y resolver cualquier asunto, puesto que la energía abarcará lo físico y lo emocional.

Para desintoxicarme emocionalmente me gusta pasar tiempo reflexionando honestamente sobre lo que deseo de la vida, sobre lo que hago bien y lo que no he hecho tan bien que digamos. Si tengo algo en mente, como un conflicto con un amigo o un ser querido, trato de resolverlo en ese momento para poder seguir adelante sin que el asunto drene mi energía emocional. Si hay cosas que quiero lograr, me gusta dedicar este tiempo a planear cómo llegar a mi objetivo en un plazo realista. Si comienzo a crear patrones y a auto sabotearme en algunas cosas de mi vida, trato de comprenderme a mí misma sin hacer juicios de valor para averiguar por qué me comporto de tal o cual manera.

Aparta un par de horas para hacer esto y luego un poco más de tiempo para reflexionar unos días después. A mayor sintonía contigo mismo, mayor será la mejoría que notarás en tu salud, energía y calidad de vida.

La purificación con jugos

Si quieres, puedes hacer una purificación con jugos durante esta semana, pues dará a tu sistema un gran impulso. Tal vez ya comes sanamente pero deseas someterte a una desintoxicación más profunda. Ésta puede durar de tres días a una semana. Hay muchas guías para desintoxicarte con jugos, pero como regla general, debes tomar tres o cuatro jugos al día. O también puedes integrar sopas caseras que colaborarán con la cascarilla de psyllium para limpiar el colon. Esto da a tu sistema digestivo un descanso. Por si fuera poco, al consumir sólo frutas y verduras inundarás tu sistema de nutrimentos.

Durante una desintoxicación con jugos se suelen sentir los síntomas de abstinencia de la cafeína y el azúcar, pero después del programa de la primera semana ya no deberás sentirlos, tu apetito probablemente disminuirá un poco y esto hará más fácil respetar el plan de desintoxicación con jugos. Puedes reservar algunos días para consumir jugos exclusivamente, con lo que brindarás un gran descanso al sistema digestivo y darás a tu cuerpo la oportunidad de recuperar energía.

He aquí cómo se sintió Zairah después de su programa de purificación de tres semanas:

La experiencia de Zairah

Durante el último año fui demasiado indulgente conmigo misma y aumenté un poco de peso (¡subí dos tallas, para ser precisa!). Mi dieta era rica en chocolates, bísquets, pasteles y comida para llevar. Casi nunca comía las cinco porciones de frutas y verduras recomendada. Me sentía constantemente aletargada, cansada y no tenía ganas de hacer nada.

Después de seguir este programa, me las he arreglado para cortar por completo la comida chatarra y como al menos 10 porciones de frutas y verduras diariamente. Me siento mucho más energizada e incluso he comenzado a ejercitarme diariamente. Sin embargo, lo mejor de todo es que ya no me siento inflamada por toda esa comida procesada y, como resultado, he perdido dos pulgadas de mi cintura. Siento vergüenza de haber abusado de mi cuerpo con tanta comida chatarra. Me siento mejor conmigo misma y, definitivamente, jamás volveré a mis viejos hábitos. Ahora prefiero una naranja a una barra de chocolate.

—Zairah Swallow, Cardiff, Reino Unido

Gráfica de progreso

Además de establecer un punto de partida para el asunto de la fatiga (ver páginas 135-137). El objetivo no es juzgar o ser duro contigo mismo, sino llevar un registro para ver cómo estás haciendo las cosas. Esto es especialmente útil si no tienes muchas personas que comparten tu aventura o con quienes puedas compartir tu progreso. A continuación encontrarás una tabla que puedes llenar, pero si no deseas escribir en el libro, encontrarás también un vínculo que te llevará a una gráfica de progreso en Internet. Visita www.holistic-doctor.co.uk.

Día 1
¿Dormiste lo suficiente?
¿Tomaste decisiones saludables al elegir tus alimentos?
¿Hiciste trampa?
¿Te sentiste motivado?
¿Hiciste 20 minutos de ejercicio?
¿Te relajaste por 15 minutos?
¿Usaste las afirmaciones?
¿Resististe la tentación?
Comentarios:

_____

Día 2
¿Dormiste lo suficiente?
¿Tomaste decisiones saludables al elegir tus alimentos?
¿Hiciste trampa?
¿Te sentiste motivado?
¿Hiciste 20 minutos de ejercicio?
¿Te relajaste por 15 minutos?
¿Usaste las afirmaciones?
¿Resististe la tentación?
Comentarios:

Día 3

¿Dormiste lo suficiente?

¿Tomaste decisiones saludables al elegir tus alimentos?

¿Hiciste trampa?

¿Te sentiste motivado?

¿Hiciste 20 minutos de ejercicio?

¿Te relajaste por 15 minutos?

¿Usaste las afirmaciones?

¿Resististe la tentación?

Comentarios:

Día 4

¿Dormiste lo suficiente?

¿Tomaste decisiones saludables al elegir tus alimentos?

¿Hiciste trampa?

¿Te sentiste motivado?

¿Hiciste 20 minutos de ejercicio?

¿Te relajaste por 15 minutos?

¿Usaste las afirmaciones?

¿Resististe la tentación?

Comentarios:

Día 5

¿Dormiste lo suficiente?

¿Tomaste decisiones saludables al elegir tus alimentos?

¿Hiciste trampa?

¿Te sentiste motivado?

¿Hiciste 20 minutos de ejercicio?

¿Te relajaste por 15 minutos?

¿Usaste las afirmaciones?

¿Resististe la tentación?

Comentarios:

Día 6

¿Dormiste lo suficiente?

¿Tomaste decisiones saludables al elegir tus alimentos?

¿Hiciste trampa?

¿Te sentiste motivado?

¿Hiciste 20 minutos de ejercicio?

¿Te relajaste por 15 minutos?

¿Usaste las afirmaciones?

¿Resististe la tentación?

Comentarios:

_____

Día 7

¿Estás durmiendo mejor?

¿Tomaste decisiones saludables al elegir tus alimentos?

¿Hiciste trampa?

¿Te sentiste motivado?

¿Hiciste 20 minutos de ejercicio?

¿Te relajaste por 15 minutos?

¿Usaste las afirmaciones?

¿Resististe la tentación?

¿Sientes mayor energía?

¿Se han reducido los antojos?

Comentarios:

_____

Día 8

¿Estás durmiendo mejor?

¿Tomaste decisiones saludables al elegir tus alimentos?

¿Hiciste trampa?

¿Te sentiste motivado?

¿Hiciste 20 minutos de ejercicio?

¿Te relajaste por 15 minutos?

¿Usaste las afirmaciones?

¿Resististe la tentación?

¿Sientes mayor energía?
¿Se han reducido los antojos?
Comentarios:

___

Día 9
¿Estás durmiendo mejor?
¿Tomaste decisiones saludables al elegir tus alimentos?
¿Hiciste trampa?
¿Te sentiste motivado?
¿Hiciste 20 minutos de ejercicio?
¿Te relajaste por 15 minutos?
¿Usaste las afirmaciones?
¿Resististe la tentación?
¿Sientes mayor energía?
¿Se han reducido los antojos?
Comentarios:

___

Día 10
¿Estás durmiendo mejor?
¿Tomaste decisiones saludables al elegir tus alimentos?
¿Hiciste trampa?
¿Te sentiste motivado?
¿Hiciste 20 minutos de ejercicio?
¿Te relajaste por 15 minutos?
¿Usaste las afirmaciones?
¿Resististe la tentación?
¿Sientes mayor energía?
¿Se han reducido los antojos?
Comentarios:

Día 11

¿Estás durmiendo mejor?

¿Tomaste decisiones saludables al elegir tus alimentos?

¿Hiciste trampa?

¿Te sentiste motivado?

¿Hiciste 20 minutos de ejercicio?

¿Te relajaste por 15 minutos?

¿Usaste las afirmaciones?

¿Resististe la tentación?

¿Sientes mayor energía?

¿Se han reducido los antojos?

Comentarios:

Día 12

¿Estás durmiendo mejor?

¿Tomaste decisiones saludables al elegir tus alimentos?

¿Hiciste trampa?

¿Te sentiste motivado?

¿Hiciste 20 minutos de ejercicio?

¿Te relajaste por 15 minutos?

¿Usaste las afirmaciones?

¿Resististe la tentación?

¿Sientes mayor energía?

¿Se han reducido los antojos?

Comentarios:

Día 13

¿Te sientes excelente?

¿Descansas más al dormir?

¿Tomaste decisiones saludables al elegir tus alimentos?

¿Hiciste trampa?

¿Te sentiste motivado?

¿Hiciste 20 minutos de ejercicio?

¿Te relajaste por 15 minutos?
¿Usaste las afirmaciones?
¿Resististe la tentación?
¿Sientes mayor energía?
¿Se han reducido los antojos?
Comentarios:

___

Día 14
¿Resististe la comida chatarra?
¿Descansas más al dormir?
¿Tomaste decisiones saludables al elegir tus alimentos?
¿Hiciste trampa?
¿Te sentiste motivado?
¿Hiciste 20 minutos de ejercicio?
¿Te relajaste por 15 minutos?
¿Usaste las afirmaciones?
¿Resististe la tentación?
¿Sientes mayor energía?
¿Se han reducido los antojos?
Comentarios:

___

Día 15:
¿Has sido flojo?
¿Descansas más al dormir?
¿Tomaste decisiones saludables al elegir tus alimentos?
¿Hiciste trampa?
¿Te sentiste motivado?
¿Hiciste 20 minutos de ejercicio?
¿Te relajaste por 15 minutos?
¿Usaste las afirmaciones?
¿Resististe la tentación?

¿Sientes mayor energía?

¿Se han reducido los antojos?

Comentarios:

_____

Día 16

¿Descansas más al dormir?

¿Tomaste decisiones saludables al elegir tus alimentos?

¿Hiciste trampa?

¿Te sentiste motivado?

¿Hiciste 20 minutos de ejercicio?

¿Te relajaste por 15 minutos?

¿Usaste las afirmaciones?

¿Resististe la tentación?

¿Sientes mayor energía?

¿Se han reducido los antojos?

¿Has dedicado tiempo a hacer la desintoxicación emocional?

Comentarios:

_____

Día 17

¿Descansas más al dormir?

¿Tomaste decisiones saludables al elegir tus alimentos?

¿Hiciste trampa?

¿Te sentiste motivado?

¿Hiciste 20 minutos de ejercicio?

¿Te relajaste por 15 minutos?

¿Usaste las afirmaciones?

¿Resististe la tentación?

¿Sientes mayor energía?

¿Se han reducido los antojos?

¿Reservaste tiempo para ver a tus buenos amigos?

Comentarios:

Día 18
¿Descansas más al dormir?
¿Tomaste decisiones saludables al elegir tus alimentos?
¿Hiciste trampa?
¿Te sentiste motivado?
¿Hiciste 20 minutos de ejercicio?
¿Te relajaste por 15 minutos?
¿Usaste las afirmaciones?
¿Resististe la tentación?
¿Sientes mayor energía?
¿Se han reducido los antojos?
¿Te has tomado el tiempo de hacer algo divertido sólo
    para complacerte?
Comentarios:

Día 19
¿Descansas más al dormir?
¿Tomaste decisiones saludables al elegir tus alimentos?
¿Hiciste trampa?
¿Te sentiste motivado?
¿Hiciste 20 minutos de ejercicio?
¿Te relajaste por 15 minutos?
¿Usaste las afirmaciones?
¿Resististe la tentación?
¿Sientes mayor energía?
¿Se han reducido los antojos?
¿Has reservado tiempo para repasar tu plan de desin-
toxicación emocional?
Comentarios:

Día 20

¿Descansas más al dormir?

¿Tomaste decisiones saludables al elegir tus alimentos?

¿Hiciste trampa?

¿Te sentiste motivado?

¿Hiciste 20 minutos de ejercicio?

¿Te relajaste por 15 minutos?

¿Usaste las afirmaciones?

¿Resististe la tentación?

¿Sientes mayor energía?

¿Se han reducido los antojos?

¿Has hecho planes para mantener tu nivel de energía
    al término de los 21 días del programa?

Comentarios:

_____

Día 21

¿Descansas más al dormir?

¿Tomaste decisiones saludables al elegir tus alimentos?

¿Hiciste trampa?

¿Te sentiste motivado?

¿Hiciste 20 minutos de ejercicio?

¿Te relajaste por 15 minutos?

¿Usaste las afirmaciones?

¿Resististe la tentación?

¿Sientes mayor energía?

¿Se han reducido los antojos?

Felicítate por haber logrado cumplir con el plan. ¡Eres
maravilloso!

Comentarios:

Después del plan de purificación de tres semanas

Lo peor que puedes hacer después de cumplir con el programa, es atiborrarte de chocolate, queso y pan. Ciertamente, sentirás los efectos en el estómago si lo haces —¡la mayoría de las personas que conozco que hicieron eso, la pasaron muy mal con los retortijones en el baño. No querrás tirar por la borda todo el trabajo duro que has realizado durante las últimas tres semanas.

Mi consejo es tomar las cosas con calma, gradualmente. Te recomendaría comer dos alimentos limpios al día y luego agregar pequeñas cantidades de trigo y lácteos en el tercer alimento, si así lo deseas. También sería bueno reservar dos días a la semana para comer completamente limpio. Esto da a tu cuerpo la oportunidad de recuperarse de cualquier exceso.

Si después de realizar el plan energético de purificación de tres semanas no te sientes cien por ciento mejor, puede que existan otros desequilibrios en tu cuerpo que debes atender. Para esto suele ser necesario hacer una investigación más amplia y profunda que requiere de la consulta personal. Si estás en una situación semejante a la descrita, por favor ponte en contacto con tu profesional holístico de la salud.

Recetas

Aquí te ofrezco algunos ejemplos de recetas "limpias" para tu plan alimenticio. Ya que durante el programa podrás comer cuanta comida sana quieras, y como las hierbas y especias son cuestión de gusto, es importante que al preparar estas recetas pongas atención a lo que te dice tu cuerpo, a pesar de que he puesto cantidades como guía. Nunca ignores a tu cuerpo: trata de comer hasta que te sientas satisfecho, pero no repleto.

Desayuno

Leche de almendra ligera

- Un puñado de almendras crudas, sin sal.
- Medio litro de agua filtrada o embotellada.

Remoja las almendras durante toda una noche. Tira el agua y lávalas. Luego añade el medio litro de agua. Mezcla en un procesador de alimentos o con una batidora eléctrica o manual hasta que la mezcla esté completamente integrada, tersa. Cuela la mezcla para remover los pequeños pedazos de almendra. Alternativamente, puedes colar la mezcla con manta de cielo. La leche se mantendrá en buenas condiciones durante 24-48 horas. Debes refrigerarla.

Panqueques de proteína

Una ración.

- Dos plátanos machacados.
- 2 huevos.
- 50 g de proteína en polvo sabor vainilla.
- Una cucharadita de aceite de coco.
- Ingredientes opcionales: moras azules o fresas machacadas.
- Miel delgada o mantequilla de cacahuate (orgánica, sin aditivos).

Mezcla los plátanos, los huevos y la proteína en polvo. Bate a mano hasta que todo se sienta terso y bien mezclado. Si la mezcla se siente un tanto espesa, puedes agregar leche de almendras o agua de coco. Engrasa un sartén con aceite de coco y ponlo a calentar a fuego medio. Añade la mezcla al sartén. Pon la fruta machacada encima de la mezcla. Cocina el panqueque por ambos lados durante un minuto por lado, aproximadamente. Sirve con miel o mantequilla de cacahuate.

Quinoa y cereal de frutas

Una ración.

- 150 g de quinoa.
- 300 ml de leche de almendras.
- Plátanos machacados, fresas y moras azules.
- Combinación de nueces picadas.
- Semillas de linaza y de chía.
- Miel al gusto.
- Canela al gusto.

Prepara la quinoa como se indica en el paquete. Agrega la leche de almendras lentamente, la fruta picada, las nueces y las semillas. Agrega la miel y la canela de acuerdo con tus preferencias.

Granola saludable

Rinde hasta 6 porciones.

- 175 g de nueces mixtas.
- 450 g de avena tostada.
- 50 g de ajonjolí.
- 50 g de semillas de girasol.
- 50 g de semillas de calabaza (pepitas).
- Una pizca de sal.
- 25 ml de aceite de oliva.
- 100 ml de miel.
- 85 g de moras y cerezas secas.

Calienta el horno a 190 grados centígrados. Mezcla las nueces, la avena, las semillas y la pizca de sal en un recipiente grande. Agrega el aceite y luego la miel, Pasa la mezcla a una charola de hornear y extiéndela con una cuchara hasta formar una capa delgada. Hornea de 20 a 25 minutos. Cuando se enfríe, rompe la mezcla en pedazos justos para dar un bocado. Añade la fruta seca y guarda la granola en un recipiente hermético. Sirve con leche de almendras cuando estés listo para comerla.

Frittata

Una ración.

- 2 huevos grandes.
- Sal gruesa y pimienta negra molida.
- Una cucharada de aceite de oliva extra virgen.
- Media cebolla finamente picada.
- Un puñado de tomates cherry, cortados en mitades.
- Medio chile jalapeño, finamente picado y sin semillas.
- Un poco de queso de cabra suave para repartir por encima.
- 400 g de frijoles negros de lata, drenados y enjuagados o cocidos sin caldo.

Bate los huevos y sazónalos. Calienta el aceite en un sartén y agrega la cebolla y los tomates. Deja la mezcla en el fuego hasta que los tomates de suavicen, en aproximadamente, 5 minutos. Agrega los huevos y el chile jalapeño y cocina hasta que todo tenga una consistencia firme. "Espolvorea" el queso de cabra y luego pon el sartén en el horno hasta que la superficie se dore. Cocina los frijoles aparte, como se indica en la lata y luego sirve con la frittata sólo 1/4 de lata.

Muesli sano

Rinde hasta 6 porciones.

- 450 g de avena tostada (orgánica de ser posible).
- 85 g de nueces varias.
- 100 g de semillas varias (calabaza, ajonjolí, girasol).
- 150 g de frutos secos de tu elección.
- Leche de almendras, de soya o de arroz, o yogur sin grasa (para servir).

- Fruta de temporada picada, como plátano, fresas o moras azules (para servir).

Mezcla todos los ingredientes secos y ponlos en un contenedor hermético. Para servir, pon una cucharada de la mezcla en un plato hondo, pon la leche o el yogur y encima la fruta fresca.

Recetas para jugos y batidos (*smoothies*)

Comprar un extractor de jugos es una de las mejores inversiones que he hecho en mi vida. Me encantan los jugos. Mi exprimidor es muy sencillo, pero ha hecho una diferencia enorme en mi nutrición. Los jugos y los *smoothies* han recibido algo de mala prensa por estar llenos de azúcar, pero me gustaría señalar que estos estudios se han realizado con batidos y jugos comerciales, de tienda, mismos que han sido pasteurizados y que han perdido su valor nutrimental. Los jugos pasteurizados han sido calentados y todos los nutrimentos han sido aniquilados, así que, en esencia, estás tomando un vaso de azúcar. En algunas zonas puedes encontrar jugo fresco o recién extraído. A veces hago mis jugos por adelantado y los congelo. Hay mucha información contradictoria sobre si esto afecta el valor nutrimental y, por supuesto, la mejor opción consiste en hacer tus jugos en el momento y beberlos de inmediato, pero si esto no es posible, pienso que puedes hacer los jugos anticipadamente y congelarlos. Esto es mucho mejor que comer algo no sano. Se trata de tomar las mejores decisiones en el momento y con los recursos disponibles.

Abajo encontrarás algunos ejemplos que puedes hacer en casa, aunque hay muchos lugares en que puedes obtener excelentes recetas de jugos. En mi opinión, ¡hay pocas opciones mejores que comenzar tu día con un Smoothie verde!

Piña colada

Una ración.

- 130 g de proteína sabor vainilla, o de proteína sin sabor con tres gotas de esencia natural de vainilla (sin endulzar).
- Media piña fresca, mediana.
- 250 ml de leche de coco (sin endulzar).

Pela la piña y córtala en pequeños pedazos. Mezcla los ingredientes con una batidora. Añade agua o leche de coco y la mezcla es muy espesa. Agrega hielo si lo prefieres frío.

Delicia de moras

Una ración.

- 130 gramos de proteína en polvo sabor vainilla.
- 250 ml de leche de coco o de almendras.
- Dos puñados de fresas/frambuesas/moras azules (congeladas o frescas).

Lava la fruta y licúa los ingredientes hasta obtener una mezcla uniforme.

Explosión de plátano

Una ración.

- 130 g de proteína en polvo sabor vainilla.
- Un plátano mediano, pelado.
- 300 ml de leche de almendras.
- Una cucharada de miel Manuka o normal.

Pon los ingredientes en la licuadora y licúa hasta obtener una mezcla uniforme.

Smoothie para el desayuno de Tony

Inspirado en la idea de mi buen amigo Tony Munoz. Mi jugo favorito.

Una ración.

- 130 g de proteína en polvo sabor vainilla o chocolate.
- 300 ml de leche descremada, de almendra, de soya o de arroz.
- 75 g de avena tostada (orgánica de ser posible).
- Una cucharada de mantequilla de cacahuate orgánica, sin aditivos.
- Un plátano mediano pelado.
- 100 ml de agua de coco.

Mezcla los ingredientes en una licuadora, o usa una batidora de mano y mezcla hasta lograr una consistencia tersa y uniforme.

Estallido inmunológico

Una ración.

- Una manzana mediana sin pelar.
- 3 zanahorias medianas sin pelar.
- Dos naranjas medianas peladas.
- Un pedazo de 6 mm de raíz de jengibre, sin pelar, o al gusto.
- Medio limón (sin encerar si piensas agregarlo completo; de no ser así, pélalo).

Extrae los jugos y disfruta.

Smoothie verde

Una ración.

- Una manzana mediana sin pelar.
- Cuatro rebanadas de piña fresca pelada.
- Dos puñados de espinaca o de col rizada.
- Medio aguacate, pelado y sin hueso.
- Un tercio de pepino sin pelar.

- Un pedazo de tallo de brócoli de 5 centímetros de largo.
- Dos piezas de apio.

Lava la manzana, la espinaca o la col rizada, el pepino, el tallo de brócoli y el apio. Licúa los ingredientes hasta obtener una consistencia uniforme.

Delicia de mango
Una ración.
- Un cuarto de mango mediano, pelado y sin hueso.
- Una manzana mediana sin pelar.
- Dos puñados grandes de espinaca.
- Dos ramitas de menta fresca.
- 100 ml de agua de coco.

Lava la manzana, la espinaca y la menta. Licúa los ingredientes hasta que la mezcla esté uniforme. Añade una cucharadita de hierba de trigo o polvo de spirulina para agregar energía y brindar más nutrimentos.

Belleza de betabel
Una ración.
- Un betabel pequeño, crudo y sin pelar.
- Dos puñados grandes de espinaca.
- Dos manzanas medianas sin pelar.
- Dos centímetros de raíz de jengibre sin pelar.

Lava todos los ingredientes y ponlos juntos en el extractor.

Delicia dulce
Este no conviene tomarlo todos los días, pero está bien consumirlo de vez en cuando como algo especial. ¡Es excelente para combatir la cruda!

Una ración.

- Un kiwi pelado.
- Dos manzanas medianas sin pelar.
- Cinco rebanadas de piña fresca pelada.
- Dos cucharadas de yogur sin grasa.
- Un puñado grande de moras azules.

Lava las manzanas y las moras. Pasa las manzanas, la piña y el kiwi por el extractor de jugos. Pasa el jugo a la licuadora, agrega el yogur y las moras azules. Licúa hasta que la mezcla sea uniforme.

Ensaladas y platillos calientes para la comida y la cena

Vegetales y frijoles al chili

4 raciones.
- Una cebolla grande picada.
- Un diente de ajo picado.
- Un chile jalapeño finamente picado.
- Una cucharadita de paprika.
- Una cucharadita de chile en polvo.
- Media cucharadita de cúrcuma.
- 400 g de tomates de lata picados.
- Unos 200 g de vegetales picados; se puede incluir hongos, zanahorias, brócoli, poro, berenjena, chícharos, granos de maíz.
- 400 g de leguminosas (frijoles, alubias, garbanzos).
- Una cucharadita de romero seco.
- Un puñado de espinacas.
- Arroz integral o cuscús para servir como acompañamiento.

Sofríe la cebolla, el ajo, el chile, la paprika, el chile en polvo y la cúrcuma en una cucharadita de aceite de oliva o de coco, a fuego medio, hasta que los ingredientes se hayan ablandado. Agrega los tomates, los vegetales, las leguminosas y el romero. Añade 300 ml de agua y deja que se cocine a fuego lento por 30 minutos hasta que el agua haya disminuido.

Añade las espinacas al final, por uno o dos minutos, cuando se está cocinando todo a fuego lento.

Sirve con arroz integral y cuscús.

Salteado
Dos raciones.
- Una cucharada de aceite de coco.
- Un diente de ajo picado.
- 2.5 centímetros de raíz de jengibre.
- Un chile jalapeño finamente picado.
- Una cebolla grande finamente picada.
- Una cucharada de aceite de coco.
- 300 g de vegetales finamente picados, como hongos, pimientos, nueces, brócoli, zanahoria, elotitos, bisalto o col china.
- Proteína baja en grasa como pollo, pavo, camarones o tofu — unos 200 gramos.
- 1 a 2 cucharaditas de salsa de soya.
- Un puñado grande de nueces de la india.
- Servir con aceite de ajonjolí.
- Arroz integral o fideos de arroz como guarnición.

Sofríe el ajo, la cebolla y el chile en el aceite de coco. Agrega los vegetales y la proteína y sofríe hasta que estén listos. Añade la salsa de soya. Tuesta en otro sartén las nueces de la india y añádelos al sartén en que todo se está cocinando. Baña con un poco de aceite de ajonjolí antes de servir.

Servir con arroz integral o fideos.

Salsa sencilla

Dos raciones.

- Una cucharadita de aceite de coco.
- Dos dientes de ajo finamente picados.
- Un chile jalapeño finamente picado.
- Una cebolla mediana finamente picada.
- Un puñado de anchoas y aceitunas picadas.
- Proteína opcional, como pollo, camarones, atún o pavo.
- Unos 300 g de champiñones picados, brócoli, pimientos rojos y amarillos, tomates secos o berenjena.
- 400 g de tomates picados de lata.
- Una pizca de orégano.
- Un puñado de espinacas.
- Un puñado de albahaca fresca.
- Servir con arroz integral o cuscús.

Sofríe el ajo, el chile y la cebolla en el aceite de coco. Agrega las anchoas picadas, las aceitunas y sofríe durante un minuto. Añade la proteína si es que decidiste incorporarla a tu platillo y luego todos los vegetales, los tomates y el orégano. Cocina a fuego lento durante 30 minutos.

Agrega el puñado de espinacas y la albahaca casi al final del proceso de cocción.

Sirve con arroz integral o cuscús.

Ensalada de quinoa

Una ración.

- Cualquier vegetal que sea bueno para cocinar a la parrilla o rostizar. Las sugerencias incluyen: un puñado de hongos, un pimiento, una cebolla, una berenjena grande o calabacitas.
- Un diente de ajo machacado.
- Jugo de limón.
- Mostaza integral.

- Aceite de oliva/cáñamo/linaza.
- 200 g de quinoa.
- Un puñado de aceitunas picadas.
- Un puñado de tomate seco.
- 50 g de tomates cherry.
- 50 g de elotitos tiernos partidos por la mitad.
- Un puñado de pasas.
- Queso feta rebanado (asegúrate de que esté elaborado con queso de cabra y no de vaca).
- Ensalada de hojas verdes como guarnición.
- Pollo sin piel o pescado (opcional).

Asa los vegetales. Cocina la quinoa de acuerdo a las instrucciones del paquete. En otro recipiente mezcla el ajo machacado, el jugo de limón, la mostaza entera y el aceite. Agrega los vegetales, los tomates secos, las aceitunas, los tomates cherry, los elotitos, las pasas y el queso feta a la quinoa y después agrega el aderezo de ajo.

Sirve con una ensalada de hojas verdes y, si lo deseas, puedes agregar pollo sin piel o pescado.

Ensalada de camarones
Una ración.
- Una lechuga pequeña.
- Un aguacate maduro, pelado y sin hueso.
- Dos naranjas medianas peladas.
- 140 g de camarones gigantes cocinados.
- Una cebolla morada pequeña, finamente picada.
- Un poco de cilantro.
- Jugo de medio limón.

Pica la lechuga. Rebana el aguacate y las naranjas, y colócalos sobre la lechuga. Agrega los camarones, la cebolla finamente picada y el cilantro. Exprime el limón sobre la ensalada y mezcla.

Ensalada de salmón y arroz integral

Dos raciones.

- 200 g de arroz integral.
- 200 g de chícharos congelados o su equivalente fresco.
- Dos filetes de salmón, de aproximadamente 250 g.
- Un pepino rebanado.
- Un manojo pequeño de cebollín picado.
- Un poco de cilantro picado.
- Un chile rojo rebanado y sin semillas.
- Ralladura de cáscara de limón y jugo de un limón.
- Cuatro cucharadas de salsa de soya *light*.

Cocina el arroz de acuerdo con las instrucciones del paquete y, cinco minutos antes de que esté listo, agrega los chícharos congelados. Retira el exceso de agua del arroz y ponlo en un plato. Asa el salmón hasta que esté listo, en aproximadamente 15-20 minutos. Retira la piel y deshebra el salmón sobre el arroz. Toma el pepino, el cebollín, el cilantro y el chile y mezcla con la ralladura de cáscara de limón, el jugo de limón y la salsa de soya. Baña el arroz y el salmón con esta salsa, mezcla y sirve.

Pollo condimentado y brócoli

Una ración.

- Una cabeza de brócoli cortada a lo largo.
- Sal y pimienta negra recién molida.
- Un diente de ajo finamente picado.
- 2 chalotes finamente rebanados.
- Medio chile rojo, rebanado y sin semillas.
- Una cucharadita de aceite de oliva.
- Una pechuga de pollo asada, rebanada.
- Una cucharadita de salsa de soya.
- Un puñado de aceitunas negras deshuesadas.

Prepara el brócoli al vapor y sazónalo.

Fríe el ajo, los chalotes y el chile en el aceite de oliva hasta que todo se suavice. Mezcla con las aceitunas, el brócoli y el pollo rebanado. Agrega la salsa de soya y sazona al gusto. Se puede comer caliente o frío.

Aderezo para ensaladas de fácil preparación
Rinde hasta seis porciones.

- 50 ml de vinagre balsámico.
- 200 ml de aceite de oliva/de linaza/cáñamo.
- Dos cucharaditas de jugo de limón.
- Uno o dos dientes de ajo.
- Pimienta negra recién molida al gusto.
- Dos cucharadas de orégano seco.

Mezcla todos los ingredientes y viértelo sobre las ensaladas y los vegetales. Guarda el aderezo en un tarro o contenedor de cristal y consérvalo por un máximo de dos semanas.

Asado de pescado o pollo
Dos raciones.
Este platillo constituye una comida completa, puesto que tiene un equilibrio de carbohidratos, proteínas y vegetales.

- Un pimiento rojo.
- Una cebolla morada pequeña, pelada.
- Dos zanahorias medianas, peladas.
- Una calabacita pequeña.
- Una papa chica pelada.
- Tres cucharadas de aceite de oliva o de coco.
- Tres cucharaditas de hierbas mixtas secas.
- Tres dientes de ajo pelados y machacados.

- Dos filetes de salmón o de pescado blanco o dos pechugas de pollo.
- Una cucharadita de chile en polvo.
- Sal y pimienta negra recién molida al gusto.

Calienta el horno hasta que llegue a los 180 grados centígrados. Pica los vegetales y colócalos en una charola para hornear, cúbrelos con aceite de oliva o de coco, agrega la mitad de las hierbas mixtas y la mitad del ajo machacado. Rostiza durante 30 a 45 minutos, revisando el platillo y volteando regularmente.

En otra una charola para hornear, cubre el pollo o pescado con una mezcla de chile en polvo, el ajo sobrante, el resto de las hierbas mixtas y la sal y pimienta al gusto. Hornea durante 21 a 30 minutos en el caso del pescado, y de 25 a 35 minutos en el caso del pollo, voltea regularmente. Sirve el pollo o el pescado acompañado de los vegetales rostizados.

Sopas

Sopa de tomate cherry y pimiento rostizado lentamente
Dos raciones.
- 4 dientes de ajo.
- Dos canastillas pequeñas de tomates cherry maduros.
- Una cebolla morada.
- Dos pimientos rojos picados.
- Una cucharada de aceite de oliva.
- 500 ml de caldo de vegetales.
- Una cucharada de hierbas de olor mixtas o al gusto.
- Sal y pimienta recién molida al gusto.

Calienta el horno a 190 grados centígrados. Coloca el ajo, los tomates, la cebolla y los pimientos en una charola para hornear. Baña con el aceite de oliva y rostiza durante 30 a 45 minutos. Hierve el caldo de verduras y luego agrega los vegetales. Pon en la licuadora y licúa con las hierbas de olor secas. Sal y pimienta al gusto.

Sopa de poro y camote

- Dos camotes pelados.
- Dos poros.
- 600 ml de caldo de pollo o de vegetales.
- Sal y pimienta recién molida al gusto.
- Hierbas secas de olor al gusto.

Pica los camotes y el poro. Hierve el camote y el poro en el caldo elegido hasta que los camotes estén blandos. Licúa a mano o en licuadora. Sal y pimienta y agrega las hierbas.

Si lo deseas, puedes sustituir el poro con apio.

Sopa de camote y vegetales

- Tres camotes pelados y picados.
- Tres zanahorias peladas y picadas.
- Tres tallos de apio finamente picado.
- Una lata pequeña de maíz tierno o su equivalente fresco.
- Hierbas secas de olor mixtas.
- Sal y pimienta recién molida.
- 600 ml de caldo de vegetales.

Sazona los vegetales con las hierbas, la pimienta y un poco de sal para luego hervir en el caldo hasta que todo se suavice.

Licúa y sazona al gusto.

Sopa de pollo con hongos

- Una canastilla pequeña de hongos lavados y picados.
- Una cebolla finamente picada.
- Una pechuga de pollo mediana.
- 500 ml de caldo de vegetales o de pollo hirviente.
- Hierbas de olor secas mixtas.
- Sal y pimienta finamente picada.

Fríe los hongos y la cebolla en un sartén durante unos 10 minutos. Entretanto, hornea la pechuga a 180 grados centígrados durante 20 a 25 minutos.

Corta el pollo en pedazos muy pequeños y luego echa el pollo y los vegetales al caldo. Sazonar con hierbas, sal y pimienta.

Postres y tentempiés

¿Quién dice que no puedes comer un postre delicioso cuando estás en un programa de purificación? A continuación, encontrarás algunas sugerencias sanas que puedes usar cuando se te antoje un postre o un tentempié. El cacao molido o cocoa pueden consumirse con seguridad si esta última no ha sido procesada en exceso.

Mousse de chocolate

Cuatro raciones.

- Cuatro dátiles frescos deshuesados.
- Dos aguacates maduros, sin cáscara ni hueso.
- Un plátano mediano maduro y picado.
- Una cucharadita de extracto natural de vainilla.
- 100 g de cacao molido o cocoa.
- Una pizca de sal y canela para intensificar el sabor.

Combina todos los ingredientes en la licuadora hasta que la mezcla esté tersa y cremosa. Añade agua o agua de coco para aligerar el mousse. Sirve en un recipiente y permite que la mezcla se asiente en el refrigerador.

Brownies

4 a 6 porciones.

- 120 g de nueces.
- 150 g de dátiles frescos deshuesados.
- Cinco cucharas de cacao en polvo (cocoa).
- Cuatro cucharadas de coco rallado sin endulzar.
- Dos cucharadas de miel o miel de agave.
- Una cucharadita de sal de mar.

Pica las nueces en un procesador hasta que parezcan migajas. Agrega los dátiles y vuelve a mezclar hasta que la mezcla quede suave. Agrega el resto de los ingredientes y mezcla hasta que todo esté bien incorporado, pero sin quedar demasiado líquido. Pon la mezcla en una charola para hornear y distribúyela uniformemente aplanando. Refrigera de 2 a 4 horas. Corta los brownies en cuadritos. Los puedes guardar en el refrigerador, en un recipiente hermético, durante una semana, aproximadamente.

Panqueques

12 porciones.

- Dos cucharadas de aceite de oliva, y un poquito más para engrasar el molde.
- Dos cucharadas de mantequilla de maní orgánica.
- Tres cucharadas de miel o jarabe de agave.
- Dos plátanos maduros machacados.
- Una manzana pelada, deshuesada y rallada.
- 150 g de avena tostada (orgánica de ser posible).
- 100 ml de agua caliente.
- 50 g de nueces picadas.
- 100 g de pasas o arándanos.

- 85 g de semillas mixtas (calabaza, girasol, ajonjolí).
- 25 g de coco seco.

Precalienta el horno a 160 grados centígrados. Engrasa por papel encerado a una charola para hornear de unos 20 por 20 centímetros. Calienta el aceite, la mantequilla de cacahuate y la miel o la miel de agave en un recipiente hasta que todo se disuelva. Agrega el plátano machacado, la manzana y los 100 ml de agua caliente. Mezcla. Agrega la avena, la futa seca, el coco desecado y las semillas. Mezcla hasta que todo quede bien incorporado. Vierte la mezcla en la charola y hornea durante 45 minutos o hasta que se dore. Permite que se enfríe y luego corta en pedacitos. Los puedes refrigerar en un recipiente hermético durante una semana, aproximadamente.

Mezcla Trail
Esta mezcla es muy popular en Estados Unidos. Puedes mantenerla en tu escritorio mientras trabajas, o guardarla en tu bolsa para estar segura de contar siempre con algo saludable como tentempié. Necesitas una mezcla de nueces saladas, frutos secos como moras, pasas, manzanas o plátano y semillas mixtas.

Si buscas una forma natural de elevar tu energía, adoptar un estilo de vida más sano o perder algunos kilos, este programa energético de purificación puede ser la respuesta que has estado buscando.

Recuerda que la preparación es clave y no olvides ser amable contigo mismo, pues si haces esto mientras trabajas o cuidas de los niños, es probable que cometas algún desliz. ¡Eso no significa que debas darte por vencido! Aquí se trata de tomar el control de tu energía y de tu salud, y no será desastroso si tienes un mal día. Sentirás los beneficios de este programa en poco tiempo, y así tu cuerpo podrá descansar y recuperarse. Mejor todavía si puedes lograr que algunos amigos o familiares hagan esto contigo, pues podrán apoyarte y darse aliento en esta búsqueda de la energía y el bienestar. Sé que las tres semanas pueden parecer un reto. Si te parece que es mucho tiempo, lleva a cabo el plan durante una semana para ver qué tal te va. Estoy segura de que te sentirás mucho mejor y de que querrás seguir adelante con las dos semanas restantes. ¡Inténtalo y toma el control de tu bienestar y de tu energía!

CAPÍTULO **10**

Duerme bien

Además de comer bien, el sueño es importante para sentirte descansado, lleno de energía y para ayudar a que el cuerpo se recupere.

¿Sabías que...

- El mal sueño puede causar problemas cardiacos y depresión?
- Tu teléfono celular puede estar evitando que duermas?
- La falta de sueño te puede estar engordando?
- Dormir bien puede hacerte ver más joven durante más tiempo?

El sueño reparador es vital para permitir que el cuerpo se regenere, pero muchos tenemos problemas para dormir bien. Los efectos del mal dormir incluyen pérdida de la memoria, confusión, presión alta, obesidad, males cardiovasculares y depresión.

Prácticamente cada sistema de tu cuerpo es afectado por la calidad y cantidad del sueño que logras obtener. Los beneficios de dormir bien incluyen: pérdida de peso, pues el sueño regula la cantidad de comida que ingieres y el funcionamiento de tu metabolismo; una inmunidad natural que ayuda a combatir infecciones; mejores mecanismos para afrontar la vida; mayor capacidad para aprender cosas nuevas, lo que incluye memoria, creatividad e intuición mejoradas.

El sueño gobierna nuestro "ritmo circadiano", lo que significa que regula el reloj interno del cuerpo. Ciertas hormonas de nuestro cuerpo se producen en momentos específicos del día y de la noche, ya sea para darnos energía durante el día o para ayudar a reparar el cuerpo por la noche. El sueño irregular hace que estas hormonas no se secreten en cantidades normales y esto puede hacernos sentir cansados en el día y también reduce la recuperación de las células del cuerpo por la noche.

Signos de que no estás durmiendo lo suficiente

1. Levantarte sintiéndote cansado.

Esto puede parecer obvio, pero si te despiertas todos los días sintiéndote cansado, sin importar si dormiste 5 ó 9 horas, probablemente padeces falta de sueño. El cuerpo no ha tenido tiempo suficiente para regenerarse y descansar; además los constantes cambios en el patrón de sueño no permiten el tiempo necesario para la recuperación.

2. Depender del azúcar y de la cafeína para seguir adelante.

Si tienes fuertes antojos de azúcar o cafeína, pueden deberse al hecho de que no estás durmiendo lo suficiente. El estímulo que sientes al consumir azúcar o cafeína se debe a que el cuerpo responde a la falta de sueño para poder seguir adelante.

3. Fallas en la concentración y la atención.

Cuando estás cansado puede ser difícil concentrarte y no es difícil que te descubras cometiendo tontos errores en el trabajo. Los investigadores han encontrado que, tras una noche sin dormir, operas básicamente al mismo nivel que una persona intoxicada por el alcohol. La falta de sueño lleva a reacciones más lentas. Hay estudios que demuestran que primero se afecta la velocidad y después la precisión (ya sea física o mental). También se ha demostrado que la falta de sueño lleva a una toma de decisiones pobre y a asumir riesgos innecesarios.

4. No dejas de pescar resfriados.

La falta de sueño puede deprimir al sistema inmunológico. Un estudio descubrió que la gente que duerme menos de siete horas cada noche, tiene casi tres veces más probabilidades de pescar un resfriado que quienes duermen más de esas siete horas. Cuando no se duerme bien, disminuye la cantidad de glóbulos blancos (que son los que combaten las infecciones), y los que quedan, son menos eficientes.[1]

5. Tienes hambre todo el tiempo.

La gente con falta de sueño tiene un nivel más alto de ghrelina, la hormona del hambre. Esto aumenta el consumo de botanas y los antojos por alimentos altos en carbohidratos.

6. Aumento de peso.

Debido a los niveles incrementados de ghrelina, la hormona del hambre, quienes padecen privación del sueño corren mayor riesgo de ser obesos.

---

[1] Cohen, S, *et al.*, "Sleep habits and susceptibility to the common cold", *Archives of Internal Medicine*, 2009, número 169 (1), páginas 62–7.

7. Te sientes más torpe.

Cuando estás cansado, los reflejos son más lentos, por lo que el equilibrio y la percepción de las distancias puede ser un tanto errática. Además de tener dificultades para concentrarte, los tiempos de reacción aumentan, lo que significa que no podrás agarrar el cartón de huevos antes de que caiga al suelo.

8. Tu ánimo está por lo suelos.

Si te sientes tristón, lloroso y desanimado, puede deberse a la falta de sueño, ya que ésta afecta a las hormonas y también afecta la capacidad del cerebro para enfrentar las experiencias emocionales.

9. Has perdido el impulso sexual.

El cansancio puede afectar tu impulso sexual debido a la falta de energía y también aumenta el cortisol, la hormona del estrés.

10. Los problemas de salud empeoran.

La gente con enfermedades como la diabetes y la presión alta, pueden no mejorar debido a la falta de sueño. Los diabéticos que no duermen bien se vuelven menos sensibles a la insulina.

Causas médicas del mal dormir

Por supuesto que pueden existir razones médicas que justifiquen la falta de sueño. Por ejemplo, esto sucede si se está padeciendo un dolor físico intenso o si se padece depresión. Si éste es el caso, ciertamente vale la pena visitar al médico para hacer cualquier cosa que pueda ayudar.

Otra causa del mal dormir es un mal llamado apnea del sueño. Los síntomas de esta enfermedad incluyen roncar, despertarse con un dolor de cabeza intenso, sentirse malhumorado, congestionado y extremadamente cansado durante el día. Puedes encontrar más detalles en el capítulo 2 (ver páginas 38-39).

Beneficios para la belleza

Dormir bien no sirve solamente para que se te desinflamen las ojeras. Cuando duermes, tu piel no está siendo expuesta a los dañinos radicales libres. La luz ultravioleta o los factores ambientales pueden causar daño. Como el cuerpo no tiene que proteger la piel durante la noche, puede utilizar esa energía para reparar cualquier daño, como las líneas de expresión y las arrugas. Por lo tanto, cualquier producto que uses para hidratar y reparar la piel será más efectivo si lo aplicas por la noche. Más aún: un estudio publicado en 2010 por la revista British Medical Journal, demostró que las mujeres que habían dormido ocho horas cada noche eran percibidas como más guapas en comparación con las que habían dormido cinco horas. ¡Así que debemos dormir bien para ser bellas![2]

Suplementos que ayudan a dormir

Siempre vale la pena intentar con otros métodos —como apagar la computadora una hora antes de irte a dormir y pasar algo de tiempo relajándote (más consejos en las páginas 46-47)—, como los enlistados en este capítulo, pero cuando sientes que necesitas algo de ayuda para caer dormido, o que necesitas poner en orden tus patrones de sueño, los suplementos pueden ayudar.

• La *melatonina* es una hormona natural fabricada por el cuerpo que ayuda a regular el ciclo de sueño/vigilia. Ayuda a que la

---

[2] Axelsson, J, *et al.*, "Beauty sleep: experimental study on the perceived health and attractiveness of sleep deprived people, *British Medical Journal*, 2010, número 341.

gente se quede dormida y mejora también la calidad del sueño. La melatonina sirve para combatir el *jet lag* y es seguro utilizarla por poco tiempo para regular el ciclo de sueño. En el Reino Unido es difícil conseguir una prescripción de melatonina en el Sistema Nacional de Salud. Se recomienda una dosis de entre 3 y 9 miligramos por noche.

- La *valeriana* es una raíz que se ha utilizado como sedante y para reducir la ansiedad durante miles de años. Está disponible en las tiendas naturistas y mucha gente dice que les ayuda a mejorar su sueño. No es buena idea beberla con alcohol u otros medicamentos inductores del sueño. Se hace más efectiva con el tiempo, así que pueden pasar algunos días antes que empieces a notar los beneficios. Comienza tomando una dosis de 400 mg cada noche, pero puedes incrementar la dosis si lo crees necesario.

- El *5-HTP* ayuda a fabricar serotonina e induce el sueño. También promueve el buen ánimo y disminuye el apetito. No se recomienda el uso para las personas que toman antidepresivos.

- El *magnesio* es esencial para dormir bien por las noches y también para ayudar a las funciones normales de los músculos y los nervios, manteniendo constante el ritmo cardiaco, regulando los azúcares en la sangre, manteniendo una presión sanguínea saludable, los huesos fuertes y ayudando al buen estado del sistema inmunológico. La falta de magnesio en el cuerpo puede causar estrés y nerviosismo, y puede provocar una reducción en la calidad del sueño y hacer que una persona se despierte en la noche.

- La *teanina* es un aminoácido que se encuentra en el té verde y puede tomarse en forma de suplemento. Puede detonar la liberación de ácido gamma-aminobutírico (conocido por sus siglas en inglés como GABA). Este ácido ayuda a la relajación y reduce la ansiedad, pero es difícil de absorber en forma de suplemento. Una dosis de 600 mg de teanina al día puede tomarse con seguridad sin que sea necesaria la supervisión de un profesional de la salud.

¿Píldoras para dormir?

La gente suele consultar a su médico para obtener somníferos. A veces se prescriben por unos días y ayudan a modificar en patrón de sueño. También suelen recomendarse en periodos de tensión emocional extrema. La mayoría de los médicos se muestran reticentes a prescribirlos a largo plazo y tienen muy buenas razones para ello:

- La píldoras para dormir puede ser adictiva, tanto física como psicológicamente.

- Te pueden hacer sentir mareado o "crudo" al día siguiente.

- Puede que te ayuden a dormir, pero no estimulan el sueño profundo necesario para la regeneración del cuerpo y para la regulación hormonal antes mencionada.

- Recientemente se ha obtenido evidencia de que tomar píldoras para dormir por mucho tiempo puede causar muerte prematura.[3]

Suelo valerme de la siguiente analogía: es como poner un emplasto a una herida que nunca sana. En esencia, no estás llegando a la raíz del problema de sueño.

[3] Kripke DF, Langer RD, Kline LE, "Hypnotics' association with mortality or cancer: a matched cohort study", *British Medical Journal*, 2012.

Los mejores consejos para mejorar tu sueño esta misma noche

A continuación te presento algunos hábitos saludables para mejorar tus probabilidades de dormir bien por la noche.

- Apaga la televisión/computadora/teléfono inteligente una hora antes de ir a la cama. Los aparatos eléctricos estimulan el cerebro y no ayudan al sueño. Leer es también muy estimulante. ¿Quién no ha decidido leer sólo un capítulo más de su libro antes de dormir para encontrarse después despierto a las 2 a.m.?
- Establece y cumple una rutina para ir a la cama, como sucedía cuando eras niño. Tómate al menos 30 minutos para tranquilizarte. Puedes escuchar música tranquila y usar el tiempo para sacar conclusiones de tu día. No uses ese tiempo para hacer labores domésticas o para ver la tele.
- La leche tibia descremada (orgánica de ser posible) ayuda a dormir, al igual que los plátanos. Ambos liberan químicos naturales que relajan el cuerpo y te ayudan a dormir por su contenido de calcio. También contienen triptófano, que puede convertirse en serotonina y ayudar a sentir somnolencia. La leche descremada es preferible a la leche entera porque ésta es más difícil de digerir y esto nos puede mantener despiertos por la noche. Las nueces también inducen el sueño al estar cargadas de proteína, potasio y selenio, y pueden ayudar a que el cuerpo produzca melatonina, la hormona natural del sueño. La col rizada y las espinacas también son ricas en calcio y pueden ayudar a que el cuerpo produzca triptófano y melatonina. Los garbanzos (el ingrediente principal del hummus), los camarones y la langosta son fuentes ricas en triptófano.
- La almendras son ricas en magnesio, que es esencial para dormir bien por las noches. Si los niveles de magnesio están bajos, es difícil conciliar el sueño. También puedes tomar un suplemento de magnesio que te ayude a dormir.

- ¿Pueden las ensaladas ayudarte a dormir? Sí. La lechuga contiene lactucarium, que tiene propiedades sedantes y relaja el cerebro. Puedes hacer un té de lechuga dejando hervir el agua a fuego bajo por 10 a 15 minutos y tomar una taza antes de dormir.
- Tu cuerpo requiere de vitamina B6 para poder fabricar melatonina y serotonina. Los alimentos ricos en vitamina B6 son el atún, el rodaballo y el salmón, así como el ajo crudo y los pistaches.
- Ciertos alimentos pueden aumentar el índice glicémico e inducir el sueño. Esto se debe a que tras comerlos el nivel de azúcar en la sangre sube naturalmente, y lo mismo pasa con los niveles de insulina, pero después de este ascenso en los niveles, te sentirás cansado. Normalmente, lo deseable es tener niveles de azúcar estables para evitar los cambios de ánimo y los subibajas de energía, pero si buscas descanso, esto puede ayudar. Los alimentos como el arroz blanco ayudan a este proceso.
- El té de manzanilla puede ayudar a dormir. Contiene glicina, que relaja los nervios y los músculos, actua como sedante leve y también ayudar a reducir la ansiedad. Un poco de miel en tu té de manzanilla puede ser útil debido a que eleva los niveles de triptófano e insulina.
- Cuando se consumen por la noche, los carbohidratos como el arroz, los camotes o la pasta integral ayudan a conciliar el sueño.
- Se ha descubierto que el té de pasiflora promueve el sueño.
- Algunas personas consideran que la acupuntura, la medicina ayurveda o la medicina tradicional china ayudan a restaurar el ciclo de sueño. Se piensa que la acupuntura aumenta los niveles de melatonina en el cuerpo. La medicina tradicional china cree que el insomnio es causado por una baja energía del riñón y procura restaurarla. La medicina ayurveda cree que el insomnio suele relacionarse con un desequilibrio del vata. El vata regula la respiración y la circulación. Un tipo de tratamiento implica

usar aceites en la cabeza y los pies. En este caso es mejor acudir con un especialista si requieres de mayor información.

- Evita la cafeína, el azúcar y el alcohol. La cafeína y el azúcar no deben consumirse por las tardes, pues se ha comprobado que afectan el sueño. Considera dejar de consumir bebidas con cafeína después de las 2 de la tarde si te cuesta trabajo dormir. Algunas personas piensan que el alcohol las ayuda a dormir, pero en realidad lleva a un sueño nada reparador, así que el cuerpo no descansa bien y te sentirás fatigado al día siguiente. Esto se debe a que el alcohol afecta el equilibrio químico del cerebro que se encarga de los patrones profundos del sueño. Lo que en realidad sucede es que las ondas cerebrales pasan de ser pequeñas en la Etapa uno del sueño, para convertirse en ondas largas y lentas en la Etapa cuatro. La etapa cuatro es la del sueño más profundo, la que nos hace sentir frescos y descansados al día siguiente. Pero cuando el alcohol comienza a descomponerse durante la noche, experimentamos más sueño del que se produce en la Etapa 5, conocida como Etapa del movimiento ocular rápido (REM por sus siglas en inglés) y menos del de la Etapa cuatro. Durante el periodo REM hay un alto nivel de actividad cerebral. Aunque este estadio suele asociarse con los sueños, se trata de un tipo de sueño que no es tan reparador como el del nivel cuatro, y esto puede afectar nuestro desempeño mental y el estado de ánimo al día siguiente.
- Unas gotas de aceite de lavanda en la almohada ayudan a la relajación, pero usar de más resulta estimulante, así que ten cuidado.
- Si tu colchón y almohadas están desgastadas o si tu cama tiene más de diez años, renuévalos tan pronto como puedas. Hay estudios que demuestran que comprar una cama nueva puede ser más eficiente que las píldoras para dormir y que se aumenta el tiempo de sueño en 42 minutos.

- Psicológicamente, si pasas toda la noche despierto o dando vueltas en la cama, puedes llegar a tener pensamientos negativos. Así que, si no logras dormir en 20 minutos, levántate, lee algo relajante y has algo tranquilo hasta que puedas dormir. Igualmente, la recámara sólo debe utilizarse para los fines normales y no para ver tele o comer. Así crearás una atmósfera más relajada y propicia para inducir el sueño.
- Si tienes un reloj digital en tu cuarto, me temo que tendrás que apagarlo, y lo mismo sucederá con tu teléfono. Ambos liberan ondas electromagnéticas en la habitación y éstas pueden interrumpir el sueño. Considera apagar tu Wi-Fi por la misma razón.
- Por la misma razón, asegúrate de que el cuarto esté tan oscuro y silencioso como sea posible. Invierte en un antifaz para dormir y en tapones para los oídos si es necesario.
- Trata de dormir el mismo número de horas cada noche y vete a la cama y levántate más o menos a la misma hora, incluso durante los fines de semana, de ser posible. Esto permite que tu cuerpo sepa cuándo secretar tus hormonas y hacer reparaciones, y no se confunde debido a las muchas desveladas. Si una noche te acuestas a las 11 p.m. y a la noche siguiente a las 3 a.m., puedes inducir una suerte de mini jet-lag que saca de sincronía al cuerpo. Esto significa que no podemos llegar a la etapa cuatro del sueño profundo, lo que puede afectar nuestra energía, el desempeño mental y nuestro juicio al día siguiente. Puede sonar aburrido, pero adoptar una rutina para el sueño es una gran manera de recuperar tu vitalidad.

Plan de acción

Sé por experiencia cuán frustrante puede ser no poder dormir, sentirte cansado al día siguiente cuando tienes que enfrentar un día atareado. Es realmente importante dormir bien y no sólo sentirte energizado, sino también permitir que el cuerpo realice importantes procesos regenerativos para mantenerte saludable. Los consejos antes mencionados te ayudarán a tener una especie de higiene del sueño. Son muchos los consejos mencionados, así que ¿por qué no usar tres y ponerlos en práctica para mejorar tu sueño esta misma semana? Si no son tan efectivos como quisieras, intenta con otros una vez que haya terminado la semana, hasta encontrar lo que mejor funcionan para ti.

CAPÍTULO **11**

Menos estrés, más energía

Comencemos por dar una definición de estrés. Hay muchos tipos de estrés y muchas explicaciones, pero lo más común es definirlo como *una condición o sentimiento experimentado cuando una persona percibe que las demandas exceden los recursos personales y sociales que él o ella pueden movilizar.*[1] Otra definición, incluso más relevante para nuestros propósitos, es que el estrés es carecer de suficiente energía para satisfacer las demandas de la vida.

Tenemos muchas oportunidades y elecciones en nuestra vida moderna. Sin embargo, irónicamente, es justo esto lo que nos produce tensiones. Ahora estamos muy ocupados para hacer incluso las cosas más simples, como caminar en la naturaleza o cocinar algo saludable de principio a fin. Estamos atentos todo el tiempo y disponibles 24 horas al día por medio de nuestros celulares y por Internet. ¿Las consecuencias? Se producen niveles de estrés altos y constantes, con lo que se pierde la capacidad de relajarnos apropiadamente.

---

[1] Lazarus, R, Folkman, S., *Stress, Appraisal, and Coping*, Nueva York, Springer Publishing, 1984.

El estrés tiene un impacto masivo en nuestra salud física y mental —afecta incluso nuestros genes. Antes pensábamos que nuestros genes eran fijos y que no podíamos hacer nada para influir en ellos. Ahora sabemos que el cambio es absolutamente posible y que todo empieza con nuestros telómeros, los fragmentos que constituyen el extremo de nuestros cromosomas y que los mantienen intactos, como las piezas de plástico que evitan que los extremos de tus agujetas se deshilachen.

Cuando las células se dividen y replican, los telómeros llegan a acortarse. Cuando llegan a ser demasiado cortos, las células mueren y nuestras vidas se acortan en consecuencia. Muchos factores afectan la reducción de los telómeros, e investigaciones que valieron un Premio Nobel demostraron que el estrés afecta los telómeros en la misma medida que fumar. *¡Así que el estrés es tan malo para tu vida como el cigarro!*[2] Las buena noticia es que puedes rejuvenecer tus células haciendo cambios sencillos en el cuidado de tu salud y en el estilo de vida, lo que explicaré en breve.

Cultivar la paz mental es importante para la salud y niveles de energía. Sin embargo, es uno de los últimos asuntos que procuramos poner en orden (si es que algún día lo hacemos). Las estadísticas demuestran que una de cuatro personas desarrolla síntomas de depresión en su vida. Las tasas son mucho más altas para quienes padecen enfermedades crónicas: ocho por ciento sufren de depresión profunda y hasta 36 por ciento presenta síntomas.[3]

La psiconeuroinmunología (PNI) es el estudio de la interacción entre los procesos psicológicos y los sistemas nervioso e inmunológico del ser humano. La PNI ha demostrado cómo es que

---

[2] Epel, ES, Lin, J, Dhabhar FS, Wolkowitz, OM, *et al.*, "Dynamics of telomerase activity in response to acute psychological stress", *Brain, Behavior, and Immunity*, 24 de mayo de 2010 (4).

[3] Irwin, M., "Psychoneuroimmunology of depression: clinical implications", *Brain, Behavior, and Immunity*, 2002, número 16, páginas 1–16.

el estrés puede provocar ataques cardiacos, empeorar los procesos cancerosos y cómo la depresión puede afectar la recuperación de males como el VIH al afectar directamente a las células del sistema inmunológico.

Pero la solución no sólo reside en encontrar formas de relajarse y manejar el estrés. También se trata de sentirse feliz y pleno, de tener un propósito en la vida y de rodearnos de gente que nos haga sentir bien y nos apoye. Estas cosas son las que hacen que la vida valga la pena.

Se requiere de mucha energía para procesar y recuperar nuestros pensamientos y para crear nuevas ideas. ¿Has notado que después de estar con alguien muy negativo sueles sentirte drenado? ¿O has notado que al salir y caminar al aire libre cuando brilla el sol te sientes lleno de vitalidad, siendo que antes te sentías aletargado? ¿Alguna vez has notado que puedes sentirte rejuvenecido y animado tras pasar una buena tarde con los amigos, riendo y divirtiéndote, aunque antes hayas estado muy cansado? Puede que me sienta cansada, pero si me está yendo bien en el trabajo y veo a pacientes que logran hacer grandes cambios en su vida, me siento energizada y fresca —no importa cuánto haya dormido la noche anterior. Lo mismo sucede cuando doy una conferencia a un grupo de personas que están muy interesadas en lo que digo. No estamos ante el tipo de energía que obtenemos de las calorías contenidas en nuestros alimentos. Se trata de la energía que nos conecta a todos con nuestra fuente interna de energía y con nuestro verdadero yo.

A continuación encontrarás mis mejores consejos para administrar el estrés, sentirte lleno de energía, feliz y pleno. Puede ser que algunos te suenen mejor que otros y no hay problema. Todos somos individuos, así que tómate el tiempo necesario para elegir los consejos que mejor te funcionan.

El aprecio

Vivimos en tiempos difíciles y, puesto que siempre estamos buscando más, tendemos a pasar por alto lo que ya tenemos. Somos bombardeados por los medios con mensajes que nos dicen que debemos ser más esbeltos, bellos, tener una casa más grande, un coche más veloz, un mejor novio o lo que sea, por lo que no es difícil sentirse insatisfecho. Me sucede en ocasiones. Beyoncé Knowles y yo tenemos la misma edad y atravesé por una fase en que, al verla, me sentía profundamente insatisfecha con mi vida y pensaba que era completamente inadecuada. Las preocupaciones y los temores drenan nuestra energía y evitan que usemos nuestros preciosos recursos para cosas más importantes. La solución está en la gratitud. Estar agradecido por lo que se tiene es un gran antídoto para el estrés y la insatisfacción, y sirve como recordatorio de las buenas cosas que tenemos en la vida. De modo que recomiendo firmemente que lleves un diario de gratitud.

Cada mañana, escribe tres cosas por las que te sientes agradecido y haz lo mismo antes de ir a la cama cuando reflexiones sobre el día. Lo que escribas puede ser tan sencillo como disfrutar una taza de té con un buen amigo o sentirte feliz porque brilla el sol. Recordar tus aspectos positivos y de tu vida tendrá un efecto positivo en tu bienestar mental y tu humor. No tienes que escribir estas cosas necesariamente, pero en mi caso escribir es importante, pues cuando tengo un mal día es encantador leer los recuerdos, eventos y situaciones felices que han tenido lugar a lo largo del tiempo. Así me recuerdo que las cosas no van tan mal en realidad, ¡aunque no tenga la vida de Beyoncé!

Visualización creativa

La investigación científica y el estudio del PNI han demostrado que la visualización puede crear una diferencia positiva en nuestra salud. Sorprendentemente, los pacientes con cáncer que pasan tiempo visualizando sus células cancerígenas destruidas tienen mejores probabilidades de vencer el mal que quienes no lo hacen.[4] ¿Te dijeron cuando era niño que no soñaras despierto? ¡Ésta es la prueba de que la gente negativa estaba equivocada!

Ciertas situaciones pueden hacernos sentir indefensos y esto también provoca estrés. Aceptar y dejar ir las cosas que no podemos controlar es el primer paso, pero también puede servir visualizar —o imaginar— la vida que queremos.

Es tan simple como sentarte cómodamente, cerrar los ojos e imaginar la vida que quieres y la persona que quieres ser. Involucra a tus sentidos: primero la vista para "ver" los colores en el ojo de tu mente, luego la audición para imaginar que escuchas sonidos relevantes. Si quieres usar esto para aumentar tu energía, ve el mejor tú que puedas imaginar —lleno de energía, de fantástico aspecto, capaz de hacer todo lo que deseas en un día. Permite que lo sentimientos de alegría, ligereza y energía te colmen para hacerlo real. Esto sólo toma cinco minutos al día y puede tener enormes beneficios en tu salud y estado anímico.

Respira

Quizá te preguntes por qué algo tan natural como la respiración tiene su propia sección, pero la verdad es que existe una manera correcta de respirar para obtener el máximo de energía y librarte del estrés. Solemos respirar inconscientemente, pero es importante llegar hacerlo conscientemente puesto que no es raro desarrollar malos hábitos.

Los estudios han demostrado que la respiración disfuncional afecta la variabilidad del ritmo cardiaco. Lo que puede empeorar el asma, el estrés, la presión sanguínea y los problemas

---

[4] Eremin, O., "Immunomodulatory effects of relaxation training and guided imagery in women with locally advanced breast cancer undergoing multimodality therapy: a randomised controlled trial", *The Breast* , 2009, número18, páginas 17-25.

cardiorrespiratorios.[5] Respirar con un ritmo regular tiene un efecto en el corazón y en la salud en general. La mejor manera de respirar es procurar que la exhalación sea un poco más larga que la inhalación. Cualquier patrón que siga esta regla es bueno, pero lo ideal es tomarse cuatro segundos para inhalar y siete para exhalar. Practica esto durante cinco minutos al día, antes de acostarte o en cualquier momento en que desees relajarte.

También es benéfico usar el estómago al respirar, lo que se conoce como respiración abdominal. Una técnica que suelen usar los practicantes de yoga consiste en tratar de sacar el estómago cuando inhalan, inflándolo como un balón para luego alisar el vientre metiendo la panza conforme exhalan. Al principio puede sentirse algo raro, pero con un poco de práctica pronto se convertirá en algo rutinario.

Una técnica respiratoria que reduce el estrés es respirar ocho veces y luego exhalar largamente. Esto puede repetirse durante unos cinco minutos para así tratar de calmar la mente.

La respiración de fuego es una de las técnicas de respiración fundamentales utilizada en la práctica del yoga kundalini. Se usa para llenar de energía y purificar la respiración. Se logra al meter y sacar la zona del ombligo mientras se respira rápidamente por la nariz. Siempre se hace por las fosas nasales, con la boca cerrada. Así se liberan toxinas y depósitos en los pulmones, en los recubrimientos mucosos, en los vasos sanguíneos y en otras células. También aumenta la capacidad pulmonar. Hay muchos videos en línea que te demuestran cómo debe hacerse. Sin embargo, no se recomienda en el caso de las mujeres menstruantes, de personas que sufren vértigo, epilepsia, hipertensión, problemas cardiacos, infartos o úlceras estomacales.

[5] Courtney R, Cohen M, Van Dixhoorn J., "Relationship between dysfunctional breathing patterns and ability to achieve target heart rate variability with features of "coherence" during biofeedback", *Alternatives to Therapies in Health and Medicine*, mayo-junio 2011, año 17, número 3, páginas 38-44.

Lo mejor de todo esto es que puedes practicar la mayoría de los ejercicios respiratorios casi en cualquier parte sin que nadie se dé cuenta. Los pacientes me han dicho que lo hacen hasta en el metro, de camino al trabajo. Fácilmente puedes hacer lo mismo, o practicar mientras manejas, cuando caminas, o simplemente cuando te estés relajando frente al televisor.

Ejercicio

El ejercicio libera endorfinas, los químicos del cerebro que te hacen sentir bien y que proporcionan una elevación y un aumento de energía naturales. Cualquier forma de ejercicio es buena, desde caminar hasta el tenis o el yoga. Caminar o realizar cualquier otro ejercicio por media hora diaria es tan efectivo para tratar la depresión leve o moderada como tomar antidepresivos.[6] La Organización Mundial de la Salud (OMS) recomienda hacer media hora de ejercicio cinco días a la semana.[7]

Come para combatir el estrés

Ahora te presento mis recomendaciones para comer bien y combatir el estrés.

- *La comida chatarra y la comida para llevar están muy lejos de ser balanceadas y sanas.* Contienen altos niveles de proteína, grasas y carbohidratos, pero sin vitaminas y minerales, lo que provoca estrés al cuerpo. La reducción del estrés tiene que ver con el equilibrio correcto entre vitaminas y minerales, así que yo recomiendo ampliamente evitar todo tipo de comida rápida y

---

[6] Mental Health Foundation, Up and Running? Reporte, 7 de marzo de 2005.

[7] Recomendaciones de la Organización Mundial de la Salud, "Recomendaciones globales sobre actividad física en relación con la salud", http://www.who. int/dietphysicalactivity/factsheet_ adults/en.

para llevar tanto como se pueda, o limitar su consumo a una vez por semana.

- *Evita el té, el café y las bebidas energizantes cuando estés estresado.* Puede que al estar cansado te parezcan refrescantes, pero también contienen neuroestimulantes como la cafeína y la teobromina, que se ha comprobado que promueven el estrés. El estrés te hace sentir ansioso; si a ello añades más estímulo, la ansiedad puede aumentar hasta provocar incluso insomnio.
- *Los refrescos están repletos de calorías inútiles y no contienen vitaminas o minerales.* Cuando se está estresado, una acumulación de dióxido de carbono y lácteos en el cuerpo puede resultar en una enfermedad llamada acidosis (ver página 28), lo que es dañino para la salud. Los altos niveles de dióxido de carbono que contienen las bebidas agravan el estrés.
- *El azúcar debe ser evitada siempre que seas posible.* El estrés causa un incremento de los niveles de glucosa en la sangre, lo que aumenta el riesgo de padecer diabetes.
- *Reduce el estrés comiendo fruta fresca y vegetales, pues proveen vitaminas y minerales que lo reducen.* Los vegetales tienen un alto contenido de fibra, lo que es útil para tratar el estreñimiento —otro efecto de largo plazo del estrés.
- *Los pescados aceitosos, como la macarela, contienen ácidos grasos omega, que son extremadamente buenos para el corazón, reduciendo el riesgo de males cardiacos.* El pescado también contiene colina, un gran promotor de la memoria que te puede ayudar en los periodos de estrés.
- *Los yogures brindan minerales, incluyendo calcio.* El calcio es esencial para el mantenimiento de los impulsos nerviosos. También se encuentra en los vegetales de hojas verdes y en los aguacates.
- *Las flores como el diente de león, la manzanilla y la pasiflora también relajan el cuerpo y la mente.* Éstas pueden consumirse bajo la forma de té o como suplementos.

La meditación y el *mindfulness*

Más de 10 estudios científicos han demostrado los beneficios de la meditación van desde la baja de presión sanguínea hasta restaurar la energía, pasando por la mejora del sueño y ayudar a que la gente deje de fumar. Todo se remite a tratar de acallar el diálogo interno que tiene lugar en la cabeza la mayor parte del tiempo. Puedes aprender esto en una clase de yoga o escuchando un disco de meditación, o también puedes ponerlo en práctica sentándote cómodamente, con los ojos cerrados, mientras procuras acallar tu mente. Una buena manera de lograrlo es contar hasta donde puedas antes de que tus pensamientos te distraigan. La mayoría de las personas no logran ir más allá del tres, así que no te frustres. Es normal tener pensamientos yendo y viniendo. Permite que vengan y vayan, ahuyentándolos si es necesario. Y comienza de nuevo.

Esta noche, cuando estés cepillando tus dientes, en lugar de dejar que la mente vague, procura pasar el tiempo concentrándote en el hecho de cepillar los dientes, en las sensaciones y sonidos que te rodean. Esta es una técnica llamada "mindfulness". Se trata simplemente de estar en el momento presente e involucrar en el presente a todos los sentidos. Puedes hacer esto siempre que hagas algo rutinario, desde lavar hasta darte un baño.

Meditación para la energía

He aquí un ejemplo de meditación para aumentar la energía. La puedes poner en práctica ahora mismo. A veces se requieren un par de semanas de práctica regular para sentir todos los beneficios de esto. En esta meditación, se usa una combinación de relajación y mindfulness para mejorar el ánimo y los niveles de energía.

- Adopta una postura correcta. Asegúrate de que tu espalda está relativamente recta y que tu pecho está abierto, es decir, con los hombros echados atrás. El tener una postura particularmente abierta, erecta y digna en verdad puede ayudar a llenarte de energía.

- Inhala y exhala profundamente tres veces. Siente el aire entrando y saliendo de tu cuerpo.

- Pon una de tus manos sobre el pecho y la otra sobre la panza. Durante la siguiente inhalación, asegúrate de respirar con el estómago. La mano que está sobre tu pecho debe permanecer relativamente quieta, de ser posible.

- Exhala lentamente por la boca. Percibe lo que sientes al hacerlo.

- Imagina que te llenas de energía al inhalar. Si eres una persona que tiende a lo visual, imagina que la luz entra en tu cuerpo, nutriendo tus células con energía renovadora y reanímate. Si no te funciona, elije cualquier imagen que funcione —ninguna es correcta o incorrecta.

- Mantén una ligera sonrisa en tu rostro durante la meditación, incluso si no te sientes así de contento. Al hacerlo aumenta tu energía.

- Cada vez que tu mente empiece a vagar, dale de nuevo tu atención. Hazlo amablemente y procura no enojarte o frustrarte contigo mismo.

- Termina con la meditación después de unos 10 minutos. Abre los ojos lentamente.

La gratitud y la meditación corporal exploratoria

Esta meditación se basa en el ejercicio de revisión corporal. El objetivo es concentrar tu atención en las partes individuales de tu cuerpo para tratar de liberar algo de tensión muscular. Es mejor comenzar concentrándote en la cabeza y bajar por el rostro, cuello, brazos, pecho, estómago, caderas y piernas. Entonces usas la gratitud, cuando ya te sientas con los pies en la tierra, reduciendo así tus puntos de vista negativos y aumentando tus niveles de energía.

- Acuéstate boca arriba en un lugar tibio y tranquilo. Si no te sientes cómodo, adopta cualquier posición que te funcione.

- Siente tu respiración natural. Fíjate en la sensación física de cada respiración, con toda tu atención.

- Comienza a fijarte en la sensación física que detectas en tu cuerpo, empezando por la cabeza.

- Fíjate en la tensión de cada parte de tu cuerpo. Imagina que tu aliento entra y sale de la tensión para aliviar la opresión. Si la tensión no se va, no hay problema, sólo permanece al tanto de la sensación y sigue con otra parte del cuerpo.

- Piensa en las cosas que te hacen sentir gratitud. ¿Qué va bien en tu vida? Recuerda que, por lo menos, tienes este libro y has apartado el tiempo necesario para realizar una meditación. Pasa un par de minutos reflexionando sobre esta realidad.

- Termina esta meditación con tres respiraciones hondas, conscientes. Párate lentamente y estírate bien antes de seguir con el resto de tu día o noche.

Ser más conscientes puede ayudar a distraernos del diálogo interior y tener más claridad mental. Esto reducirá el estrés y te ayudará a tomar mejores decisiones.

Técnicas para la libertad emocional

Las Técnicas para la Libertad Emocional (TLE) pueden utilizarse para superar todo tipo de problemas físicos y emocionales. La técnica fue inventada por Gary Craig en 1993, y funciona con base en el principio de que la causa de todas las emociones negativas es una desorganización del sistema de energía del cuerpo. La medicina convencional ha reconocido que esto tiene efectos positivos en males como el estrés post-traumático, la depresión y la adicción (como ayudar a que las personas dejen de fumar).

Las TLE son una forma simplificada de acupuntura combinada con programación neurolingüística (PNL); esto es, se presionan los puntos de la acupuntura mientras se dicen frases específicas y afirmaciones que describen el problema que deseas tratar y solucionar.

Enfermedades que pueden ser aliviadas con TLE:

- Adicciones
- Fatiga
- Ira
- Dolor
- Ansiedad
- Ataques de pánico
- Antojos
- Fobias
- Depresión
- Traumas emocionales no resueltos

Cómo usar las TLE

Existen muchos buenos terapeutas que se especializan en las TLE. También existen muchos sitios grandiosos en la red, pero aquí te presento una suerte de versión en miniatura que puedes utilizar ahora mismo.

Paso 1: Es mejor estar solo y procurar que no se te interrumpa cuando lleves a cabo la secuencia para la TLE. Piensa en el problema que deseas resolver y crea una afirmación corta que describa el problema. Esto debe ser personal para ti y debe expresarse con tus propias palabras. Puede tratarse de algo como:

- Estoy tan cansado.
- Estoy enojado con Jessica.
- Soy inútil.
- Nadie puede amarme.
- Estoy solo.
- Me preocupa el dinero.
- Me aterran los perros.
- Quiero dejar de fumar.

Paso 2: Crea una afirmación más larga del problema con base en esta frase: "A pesar de sentirme enteramente [inserta aquí la afirmación del problema], me amo profundamente y me acepto, sin juicios." Por ejemplo: "A pesar de que me siento tan cansado, me amo y me acepto sin juzgarme."

Paso 3: Fíjate en qué tan severo se siente el problema y califica su intensidad con un número del 0 al 10. Luego fíjate en qué parte del cuerpo sientes este problema, por ejemplo en el pecho, estómago, etc. Fíjate si te provoca una sensación particular, como una peso o cierta agudeza, y trata de definir si la sensación tiene tamaño, forma o color.

Paso 4: Empieza a presionar los puntos que abajo se enumeran en secuencia, empezando por la testa, bajando por el rostro hasta el pecho y la axila (bajo tu brazo) hasta la punta de tus dedos. Los puntos a presionar se ilustran abajo; la ilustración es cortesía de Andy Bryce, maestro de TLE. Los practicantes sugieren presionar un promedio de siete veces cada punto, pero no se trata de un número fijo. Si el número específico te causa conflicto, no te fijes en el asunto. Sigue repitiendo el ciclo hasta que sientas que el problema es menos prominente que antes.

Cuando estoy fuera y cerca de sentirme estresada, me resulta útil presionar en mi "punto de karate" (en el borde externo de mi mano. Justo debajo del dedo meñique),[8] o mis dedos para cambiar mi estado.[9]

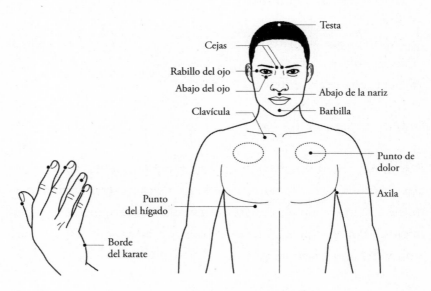

Puntos de presión para aplicar las Técnicas
para la Libertad Emocional (TLE).

----

[8] http://www.simplydivinerelationshiptraining.com.

[9] www.emofree.com.

Sé feliz

Mi padre es la persona más serena que jamás conocerás, y esto a pesar de que trabaja unas 80 horas a la semana y tiene más de sesenta años. Nunca enferma y tiene la presión arterial de un joven de 25 años. ¿Es coincidencia? No lo creo. Ciento sesenta estudios mostraron evidencia "clara y confiable" de que las personas felices tienden a vivir más y a tener mejor salud que las personas infelices.[10] ¿Te has fijado en que cuando estás feliz te sientes realmente lleno de energía?

¿Pero qué hacer si no te sientes feliz? Usar afirmaciones y concentrarte en las cosas buenas de tu vida y en las cualidades que tienes como persona puede ayudar. Ejemplos de estas afirmaciones son: "Soy una buena persona que merece cosas buenas", "Me amo y acepto incondicionalmente", y "Tengo tanto qué ofrecer."

Puedes usar las palabras que quieras, siempre y cuando tengan sentido para ti. Haz una lista con las 20 cosas que te gustan de ti y de las 20 cosas que has logrado hasta este momento de tu vida. Mantén la lista en mente para recordarte tus cualidades cuando te sientas un tanto decaído. Todos tenemos cualidades positivas, sólo necesitamos recordarlas de vez en cuando.

La risa es la mejor medicina

Los estudios han demostrado que la risa tiene efectos benéficos en el sistema inmunológico ya que que reduce el estrés y puede llegar a mejorar la actividad celular tipo Asesina Natural (NK por sus siglas en inglés). Las células asesinas por naturaleza son un tipo de glóbulos blancos que son clave para tener un sistema inmunológico sano. Cuando el conteo de células asesinas es bajo, se vincula a una menor resistencia a las enfermedades y una mayor morbilidad en personas con cáncer y VIH. Los estudios han demostrado que la risa reduce los niveles de adrenalina y noradrenalina y, por lo tanto,

[10] http://www.sciencedaily.com/releases/2011/03/110301122156.htm.

es útil para mejorar la fatiga adrenal. El cortisol, la hormona del estrés, tiene efectos inmunosupresores, por lo que se piensa que la risa puede actuar como antídoto para mejorar así el sistema inmunológico. También se han realizado estudios que demuestran que la risa ayuda a disminuir la frecuencia cardiaca, respiratoria y la presión sanguínea.[11] Obviamente, es difícil medir los verdaderos efectos de la risa en el estrés y la salud, ya que pueden ser muy subjetivos.

Yo río cada día. Sé que tengo suerte porque, por naturaleza, logro ver la parte cómica de la vida y suelo rodearme de gente alegre. Mis celebridades favoritas siempre representan algo de comicidad. Si no estoy con mis amigos compartiendo historias graciosas, veo algún episodio de *Friends* o cualquier otro programa gracioso. También me gusta recordar las cosas sorprendentes que me han sucedido o las historias que me han contado los amigos, puesto que me suelen dar una provisión instantánea de risas. Te recomiendo que hagas lo mismo o que encuentres formas de crear tu fuente de bienestar y risa.

Relaciones amorosas

¿Alguna vez has sentido el impacto de un nuevo amor, de un enamoramiento? ¿Te has fijado que, en cuando esto sucede, te sientes lleno de energía a pesar de no haber dormido y que te sientes fantástico y feliz, tanto como para que ninguna tarea sea mundana y aburrida? Ningún hombre (o mujer) es una isla. Necesitamos las relaciones amorosas en nuestras vidas y sentirnos valorados y amados para seguir adelante, para levantarnos cuando estemos caídos y para compartir tanto los buenos como los malos momentos.

---

[11] Bennett, M, y Lengacher, C., "Humor and Laughter May Influence Health: III. Laughter and Health Outcomes, Indiana State University College of Nursing and University of South Florida", *CAM* 2008, año 5, número 1, páginas 37–40.

La investigación ha demostrado que las buenas relaciones sociales tienen un efecto positivo en nuestra salud física y mental. Los investigadores se encontraron con que le tipo de relación más trascendente es la que se da entre padres e hijos, seguida por las relaciones que se dan en la vejez. Probablemente esto es así debido a que, al ser muy jóvenes o viejos, somos bastante vulnerables. Pero las relaciones amorosas tienen un impacto positivo en cualquier etapa de la vida. Se ha demostrado que hay beneficios para la salud cuando la gente es casada o cuando tienen vínculos religiosos y espirituales con alguna organización.[12] Claro que es ideal contar con una pareja amorosa, pero podemos obtener amor de otras fuentes como los amigos y la familia.

Es importante dar toda la ternura y amor que podamos a la gente que ya está en nuestras vidas, y también a quienes vamos conociendo. En cuanto empiezas a vivir de esta manera, recibirás mucho amor de vuelta —así es como funciona el universo.

Sentirse pleno

Cuando trabajo y en verdad disfruto, cuando me veo envuelta en la euforia de un concierto en vivo o cuando paso una noche con fabulosos amigos, siento todo menos cansancio, Cuando me levanto por la mañana y siento que el trabajo que realizaré vale la pena, puedo salir de la cama como impulsada por un resorte. Es importante hacer algo que te inspire para salir de la cama sin importar lo poco que hayas dormido.

El fantástico libro de John Robbins, *Healthy at 100*, analiza las poblaciones de Centroamérica, Sudamérica y Japón en donde la gente vive hasta los 100 años rutinariamente. Los estudios han encontrados tendencias comunes: todas estas poblaciones tienen una

---

[12] Umberson, D, y Montez, JK., "Social Relationships and Health: A Flashpoint for Health Policy", *Journal of Health and Social Behaviour*, 2010, página 51. http://www.ncbi.nlm.nih.gov/pmc/articles/PMC3150158/.

dieta basada en alguna planta; la gente mayor todavía trabaja y hace ejercicio; viven con la familia y son miembros respetados y valorados en la sociedad.[13] Esto prueba lo importante que es sentirse valorado y creer que se está haciendo una contribución al mundo.

Amo mi trabajo, pero me tomó mucho tiempo encontrar una carrera que en verdad fuera alimento para mi alma. Sé lo que se siente cuando no quieres ir al trabajo y cuando sabes que no estás participando y haciendo la diferencia. Si no puedes encontrar un trabajo que te nutra, entonces proponte encontrar intereses fuera del trabajo que te hagan sentir pleno. Encuentra una meta vital inspiradora. Ejemplos de esto pueden ser el trabajar como voluntario en alguna organización vecinal. Piensa en aquello que amas. Si disfrutas la música, piensa en unirte a una banda o coro e involúcrate en conseguir actuaciones de caridad. Si te gusta el teatro, únete a un club local de actuación. Si amas a los niños, piensa en trabajar como voluntario en casa de un niño o en hacerla de niñera. Hay muchas excursiones con fines de caridad en las que podrías involucrarte para reunir dinero, como subir el Monte Kilimanjaro o recorrer el sendero inca o la Gran Muralla China. Te pondrías en forma, reunirías dinero para una buena causa, conocerías gente y tendrías una experiencia que puede cambiar tu vida. Se requiere de mucha disciplina y trabajo para lograr una meta difícil. Y tener la inspiración para trabajar por algo en lo que crees brinda una fuente constante de energía y motivación. ¡El mundo está allí esperando a que vayas por él!

Plan de acción
Ahora que sabes que el estrés es tan malo para tu salud como fumar y que baja tus niveles de energía, encuentra la manera de librarte del la tensión que mejor funcione para ti. Es importante recordar

[13] Robbins, John, *Healthy at 100: The Scientifically Proven Secrets of the World's Healthiest and Longest-Lived Peoples*, Nueva York, Ballantine Books, 2008.

que debes apreciar lo que ya tienes y encontrar algo en tu vida que te haga sentir pleno. Debes lidiar con las situaciones que drenan tu energía. Me refiero a cosas como evitar a las personas que te hacen sentir mal contigo mismo, además de encontrar formas de restaurar tu energía emocional tomándote un tiempo fuera, adoptando aficiones que disfrutas y hallando la paz interior.

CAPÍTULO 12
Suplementos para tu salud

En el Reino Unido, cerca de una de cada tres personas toma un suplemento vitamínico,[1] pero por regla general, creo que *todos* necesitamos tomar algún tipo de suplemento. Sin duda, hay posiciones antagónicas sobre este tema, y las personas me cuestionan el que yo promueva el consumo de suplementos siendo que la investigación no siempre ha encontrado resultados que fundamenten su recomendación. Esto suele venir acompañado de una afirmación muy común: "Prefiero obtener las vitaminas de mi comida." Mi respuesta siempre es: "¿Entonces comes al menos cinco porciones de frutas y verduras diariamente?" La respuesta casi siempre es negativa. Si alguien está verdaderamente interesado, le ofrezco parte de la información que te mencionaré a continuación, pero si el interés no es grande, suelo dejar las cosas en

---

[1] Food Standard Agency, "High dose vitamin and mineral supplements in the UK", diciembre de 2006. http://www.food.gov.uk/science/research/ surveillance/fsisbranch2006/fsis1206#.Us3IqBaCbzI.

paz pues a nadie le gusta que otro se ponga a hablarle de frutas y vegetales en una fiesta de coctel.

Estos son los motivos que me llevan a pensar que necesitamos suplementos para complementar una dieta sana:

- La mayoría de la gente simplemente no come suficientes frutas y verduras. La Organización Mundial de la Salud recomienda que comamos cinco porciones de frutas y verduras la día. En Australia, la recomendación es consumir siete porciones diarias (dos de frutas y cinco de vegetales). En Japón recomiendan consumir 12 raciones al día. La mayoría de la población del Reino Unido no se acerca siquiera al mínimo recomendado de cinco porciones al día. De hecho, se cree que solamente una de cada siete personas consume las cinco porciones diarias. Todas nuestras vitaminas y minerales se encuentran en los alimentos naturales, no en los alimentos procesados que conforman la mayor parte de nuestra dieta. Los suplementos no sustituyen la ingesta de frutas y verduras, pero ayudan a completar la dieta.
- Incluso quienes consumimos las 5 porciones requeridas podemos necesitar suplementos. En los días de nuestros padres y abuelos, la gente compraba sus frutas y verduras con algún comerciante local. Además, lo más seguro era que el producto fuera cosechado en la localidad, por lo que no tenía que viajar mucho. En nuestros días, la mayoría de las frutas y verduras que compramos en los supermercados proviene del exterior y, lo más probable, es que hayan sido cosechadas meses atrás, lo que significa que su valor nutrimental ha disminuido con el tiempo. La mayor parte de las frutas y verduras se preservan con pesticidas y otros químicos que las ayudan a crecer, son producidas en masa y viajan a nuestro país desde el otro lado del mundo. Esto significa que estamos consumiendo grandes cantidades de químicos, y que nuestros cuerpos necesitan ayuda para remover

estas toxinas de nuestro sistema. Por eso es mucho mejor comprar productos orgánicos cuando es posible.

- En general, la calidad de las frutas y verduras no es la misma de antes. Donald Travis y su equipo de investigadores de la Universidad de Texas, estudiaron los datos sobre nutrición del Departamento de Agricultura de Estados Unidos. Los datos se generaron entre 1950 y 1999 y corresponden a 43 frutas y verduras distintas. Este revolucionario estudio encontró que los niveles de proteína, calcio, fósforo, hierro, riboflavina (vitamina B12) y vitamina C han disminuido durante el pasado medio siglo. Davis y sus colegas consideran que la culpa de esto la tienen prácticas agrícolas que ya no toman en cuenta los aspectos nutrimentales para concentrarse más en el tamaño, la velocidad de crecimiento y la resistencia a las plagas.[2]
- Con el paso de los años, el suelo que utilizamos se ha ido vaciando de nutrimentos. Las frutas y verduras producidas hace décadas eran mucho más ricas en vitaminas y minerales que las variedades que la mayor parte de nosotros consumimos hoy. El principal problema en este sentido es que el suelo ya se ha vaciado de nutrientes. Los fertilizantes y los químicos usados en la tierra han hecho que las cosechas aumenten su tamaño lográndolo en menos tiempo, pero cada vez contienen menos minerales necesarios para que estas frutas y verduras sigan siendo magníficas. De hecho, un análisis de los datos nutrimentales realizado por el Intituto Kushi, con base en datos que van desde 1975 hasta 1997, encontró que los niveles promedio de calcio de 12 vegetales frescos descendió 27 por ciento. El decremento fue de 37 por ciento en el caso de los niveles de hierro, de 21 por ciento en el caso de la vitamina A y de 30 por ciento en lo

---

[2] Scheer, Roddy y Moss, Doug, "Dirt poor: have fruit and vegetables become less nutritious?", *Scientific American*, edición especial sobre energía y sustentabilidad, abril de 2011.

que a vitamina C se refiere. Un estudio semejante de los datos nutrimentales británicos entre 1930 y 1980, encontró que en 20 vegetales el contenido promedio de calcio había bajado 19 por ciento, en tanto que la reducción de hierro era de 22 por ciento y la de potasio se ubicaba en 14 por ciento. Otro estudio más concluyó que una persona tendría que comer ocho naranjas de la actualidad para obtener la misma cantidad de vitamina C que los abuelos obtenían de una sola naranja.[3]

Esta es la razón por la que recomiendo que todos consuman un multivitamínico de calidad. Normalmente recomiendo comprar uno en las tiendas de productos naturistas, o en alguna compañía especializada y no en un supermercado. La razón de esto es que los multivitamínicos más caros suelen contener variantes de los nutrimentos que se asimilan mejor, así que no siempre conviene optar por lo más barato. Algunos de los productos más baratos contienen ingredientes sintéticos inactivos o colorantes y preservadores, lo que significa que su contenido no será absorbido por el cuerpo.

¿En realidad funcionan los multivitamínicos?

Tres estudios recientes publicados en la revista *Annals of Internal Medicine,* concluyeron que las investigaciones no demuestran beneficios en la salud por tomar la mayoría de los suplementos alimenticios, y que no parecen evitar la muerte o la enfermedad. Los estudios publicados buscaron mejoría en la función cognitiva de los hombres, los beneficios potenciales de los multivitamínicos para las personas que había sufrido un ataque cardiaco[4] y los efec-

---

[3] Grodstein, F, *et al.*, "Long-term multivitamin supplementation and cognitive function in men: a randomized trial", *Annals of Internal Medicine*, diciembre de 2013, número 159 (12), páginas 806–14.

[4] Lamas, G, *et al.*, "Oral high-dose multivitamins and minerals after myocardial infarction: a randomized trial", *Annals of Internal Medicine*, diciembre de 2013,

tos de los suplementos de vitaminas y minerales en la prevención del cáncer y las enfermedades cardiacas.[5] Con base en esto, bien podrías preguntarte por qué defiendo a los suplementos.

Primero, lo que la mayor parte de la gente no sabe es que los estudios antes mencionados tuvieron un alto grado de deserción (casi la mitad de los participantes en uno de los estudios) y desconocemos el historial dietético de los participantes. Sería mucho más útil encontrar un estudio que se fijara en cuestiones como si la persona tiene menos infecciones virales que el promedio que no consume multivitamínicos, o también sería útil un estudio que hablara de los niveles de energía de los participantes.

El profesor Balz Frei, director del Instituto Linus Pauling, de la Universidad Estatal de Oregon, dice que la metodología de estos estudios, que trata de medir los efectos de los micronutrientes como si se tratara de medicamentos poderosos, es fallida. Dice que los estudios necesitan hacer un análisis básico para identificar los problemas nutrimentales para luego tratar de establecer si los suplementos pueden remediar los problemas. En Estados Unidos, 90 por ciento de los adultos no obtienen cantidades adecuadas de vitaminas D y E, 40 por ciento no obtiene suficiente vitamina C y la mitad no alcanza los niveles necesarios de vitamina A, calcio y magnesio, todo ello de acuerdo con las investigaciones de Frei. Las investigaciones británicas han tenido resultados similares estimando que entre 70 y 80 por ciento de la población tiene niveles insuficientes de vitamina D. Los fumadores, los obesos, los enfermos, lastimados o personas de la tercera edad, suelen tener una gran necesidad de vitaminas y minerales.

número 159 (12), páginas 797–805.

[5] Fortmann, S, *et al.*, "Vitamin and mineral supplements in the primary prevention of cardiovascular disease and cancer: an updated systematic evidence review for the US Preventative Services Task Force", *Annals of Internal Medicine*, diciembre de 2013, número 159 (12), páginas 824–34.

También hay varias fallas en la investigación sobre la vitamina C. En experimentos que llevan a cabo cultivos celulares, que suelen realizarse en ambientes con alto contenido de oxígeno, la vitamina C es inestable y puede llegar a parecer dañina. Además, los estudios en animales no son muy precisos, pues la mayoría de los animales, a diferencia de los humanos, pueden sintetizar su propia vitamina C y no necesitan obtenerla de su dieta. Esto hace que la mayor parte de los estudios sobre la vitamina C sean irrelevantes para los humanos.

Los estudios clínicos más amplios realizados a los suplementos con vitaminas y minerales, encontraron una gran reducción de cáncer y cataratas en los médicos varones de más de 50 años. Este estudio sugiere que si todo adulto de Estados Unidos tomara suplementos vitamínicos/minerales, se podrían prevenir hasta 130 000 casos de cáncer al año. Este beneficio se sumaría al de proveer una buena salud básica al apoyar el funcionamiento normal del cuerpo, del crecimiento y del metabolismo.[6]

Por supuesto que sería maravilloso si pudiéramos obtener la mayoría de nuestros nutrimentos a partir de la comida, pero un multivitamínico sumado a una dieta sana ayuda a cubrir los faltantes y puede ayudar a mejorar la salud y los niveles de energía

Si quieres tomar un suplemento, primero investiga un poco y encuentra una compañía reconocida y que se comprometa con la investigación y la evaluación de sus productos, o también puedes elegir un suplemento de comida integral. Elige el producto que venga presentado en una cápsula de fácil absorción y prepárate para tomar más de una tableta al día, pues es difícil meter todas las vitaminas y minerales necesarios en una sola tableta.

---

[6] Michels, Alexander y Frei, Balz, "Myths, artifacts, and fatal flaws: identifying limitations and opportunities in vitamin C research", *Nutrients*, 2013, año 5 (12) página 5161.

Qué evitar

Es mejor gastar un poco más en multivitamínicos y así evitar las versiones baratas que contienen azúcar, lactosa, colores y sabores artificiales y otras sustancias no nutritivas. Las marcas más baratas también usan excipientes de menor calidad; se trata de sustancias no nutritivas que hacen que las tabletas se mantengan unidas, lo que significa que, al usar excipientes baratos, las tabletas de vitaminas no se absorberán tan bien ni serán tan útiles para el cuerpo. También, los suplementos de baja calidad utilizan nutrientes que no son de calidad óptima, como el óxido de magnesio, que no se absorben bien. Si tu multivitamínico contiene óxido de magnesio es probable que no sea de buena calidad.

Razones para tomar un multivitamínico

- La comida que solemos comer tiene menos nutrimentos que antes.
- La mayoría de la gente no consume el mínimo de 5 raciones diarias de frutas y verduras.
- Los multivitamínicos nos ayudan a enfrentar la contaminación y el estrés.
- Incluso si comes bien, los suplementos ayudarán a que tu sistema funcione con más eficiencia.

Suplementos integrales

Consumo suplementos integrales, lo que significa que los minerales y las vitaminas provienen de una fuente alimenticia. Se piensa que estos compuestos se absorben mejor que sus contrapartes sintéticas. Todos sabemos que los alimentos integrales son mejores que los refinados. Nunca se ha discutido que la miel sea una mejor elección que el azúcar blanca o que el arroz integral es mejor que el blanco. ¿No deberíamos aplicar el mismo principio a los suplementos?

En los suplementos sintéticos sólo se contienen vitaminas aisladas. En los suplementos integrales están contenidas vitaminas así como una variedad de enzimas, coenzimas, antioxidantes, oligoelementos, activadores y otros factores que funcionan en conjunto, de modo que el complejo vitamínico puede funcionar mejor para tu cuerpo.

Existen fórmulas verdes y otras mezclas de frutas y vegetales disponibles. También hay fórmulas naturales de vitamina C hechas con frutas ricas en esta vitamina y que trabaja en sinergia con tu cuerpo, lo que puede ser mucho mejor que las fórmulas sintéticas. Ver la sección de Recursos, en las páginas 289 y 290 para obtener más información, o consulta a tu nutriólogo para que te aconseje.

Recomendaciones del Instituto Nacional para la Salud y el Cuidado de Excelencia para las personas que consumen suplementos.

Aunque muchos médicos piensan que no se necesitan suplementos, se recomienda que los tipos de personas que a continuación se mencionan consuman vitaminas rutinariamente. Además, pienso que cualquiera que padece un mal crónico debe tomar suplementos regularmente. Quienes deben tomar suplementos son:

- Las mujeres embarazadas o que están lactando.
- Los niños de entre seis meses y cuatro años.
- Vitamina D para los que tienen 65 años o más, para los niños de entre seis meses y cinco años de edad, las embarazadas y las madres que estén en lactancia.

Aceite de pescado omega3

Otro suplemento que recomiendo a todos es una cápsula de aceite de pescado. Los aceites de pescado omega-3 y omega-6 también reciben el nombre de ácidos grasos esenciales (AGE), porque no pueden ser producidos por el cuerpo pero son esenciales para funcionar saludablemente. Pueden obtenerse naturalmente de la dieta al comer pescados aceitosos como la macarela, las sardinas, el atún, el arenque y el salmón. Es importante hacer notar que existen variantes vegetarianas y veganas de los aceites omega-3, mismos que se obtienen a partir de plantas y que ofrecen los mismos beneficios. Por favor consulta la sección de Recurso, en las páginas 289 y 290 para más información.

- Se piensa que los AGE funcionan desde el interior de las membranas de las células y que pueden ayudar a mejorar la actividad eléctrica del corazón y la presión sanguínea. Otros estudios han demostrado que los aceites de pescado con omega-3 protegen contra los derrames cerebrales y contra algunas formas de cáncer.
- Los aceites de pescado omega-3 aumentan la energía al proveer grasas saludables para el cuerpo, mismas que se liberan lentamente para mantener los niveles de energía. También son poderosos antioxidantes que benefician al sistema inmunológico y combaten la fatiga.
- Se piensa que los aceites de pescado omega-3 ayudan a mejorar la memoria, la coordinación, la dislexia, la bipolaridad y la depresión. Ayudan a mejorar las conexiones eléctricas entre los nervios y son esenciales para la conducción sana de las células neurológicas.
- Un buen equilibrio de omega-3 y omega-6 tiene un efecto benéfico sobre el asma.
- Los aceites de pescado han demostrado brindar beneficios adicionales como prevenir el mal de Alzheimer, la inflamación corporal y la diabetes. Además, ayudan a controlar tu peso.

Tomar un suplemento de omega-3 ayudará a rediseñar el equilibrio entre los omega-6 y los omega-3 en el cuerpo. Una proporción entre omega-6 y omega-3 de 1:1 y hasta de 4:1, resulta más benéfica para el cuerpo. En las dietas occidentales, la proporción entre omega-6 y omega-3 es de, aproximadamente, 15:1. Demasiado omega-6 y una cantidad insuficiente de omega-3 aumenta la inflamación corporal, lo que suele derivar en enfermedad, malestar y fatiga.

¿Causan cáncer los aceites de pescado omega-3?

En 2013 se suscitó una controversia sobre un estudio que afirmaba que tomar omega-3 aumentaba el riesgo de padecer cáncer de próstata.[7] El estudio demostró que los hombres con una concentración mayor de grasas omega-3 tenían 44 por ciento más riesgo de desarrollar cáncer de próstata de bajo nivel, si se les comparaba con quienes tenían niveles menos de estos ácidos grasos. En estudios previos, los alimentos ricos en omega-3 habían demostrado que podían evitar la metástasis del cáncer de próstata, y un estudio meta analítico de 2010 demostró que el consumo de pescado estaba asociado con una reducción de 63 por ciento en la mortalidad por cáncer de próstata.[8] En el controvertido estudio en cuestión, 53 por ciento de los sujetos con cáncer de próstata eran fumadores, 64 por ciento consumía alcohol regularmente y 80 por ciento era obeso o tenía sobrepeso. Varios estudios previos han demostrado que la obesidad o estar pasado de peso aumenta el riesgo de padecer cáncer de próstata.[9]

La vitamina D

También recomiendo tomar un suplemento de vitamina D. La vitamina D es en realidad una hormona sintetizada por el cuerpo a partir de la luz solar, y es esencial para mantener los huesos y músculos fuertes y saludables. Incluso una mínima falta de vitamina D puede causar dolores musculares, cansancio y dolor en general. Sin embargo, hay muy poca vitamina D en nuestra comida: una

---

[7] Brasky, TM, *et al.*, "Plasma phospholipid fatty acids and prostate cancer risk in the SELECT trial", *Journal of The National Cancer Institute*, agosto de 2013.

[8] Szymanski, KM, *et al.* "Fish consumption and prostate cancer risk: a review and meta-analysis", *American Journal of Clinical Nutrition*, noviembre de 2010; número 92, (5), páginas 1223–33.

[9] Rundle, A, *et al.*, "Obesity and future prostate cancer risk among men after an initial benign biopsy of the prostate", *Cancer Epidemiology, Biomarkers and Prevention*, abril de 2013.

pequeña cantidad en las yemas de huevo, en el pescado aceitoso, en el hígado y en los hongos silvestres. Necesitamos de la luz solar para hacer vitamina D, y se piensa que 15 minutos al día de exposición al sol de brazos y piernas, si se tiene piel caucásica, es suficiente para obtener la cantidad recomendada. La gente con piel más oscura puede requerir unos 30 minutos al día. En ambos casos, se debe evitar el uso de bloqueadores solares, al menos por el tiempo mencionado, para poder absorber la vitamina D eficientemente. En especial, en el Reino Unido no obtenemos la cantidad de sol suficiente para sintetizar vitamina D en niveles óptimos. Por lo tanto, estamos en riesgo de padecer un déficit. Los suplementos tienen que estar bajo la forma D3 para que puedan absorberse mejor. Se recomienda que consumamos entre 600 y 800 UI (unidades internacionales) al día, pero yo recomiendo una ingesta de 1000 UI.

Además de estos tres básicos (los multivitamínicos, los omega-3 y la vitamina D), la mayoría de las personas requiere dosis suplementarias de:

Antioxidantes

Son esenciales para mejorar el funcionamiento del sistema inmunológico, lo que mantiene sano al cuerpo y lleno de energía. También hace que te sigas viendo joven —tanto por dentro como por fuera—. Permíteme darte algunos ejemplos que ilustran la manera de actuar de los antioxidantes:

• Cuando te quema el sol, tu piel necesita sanar el daño causado. Los antioxidantes juegan un papel en este proceso.
• Cuando comes ciertos alimentos, pueden causar inflamación en el estómago, y esto debe ser reparado por los antioxidantes.
• Cuando fumamos o tomamos alcohol, usamos los antioxidantes para reparar el daño. Por eso, los fumadores y los que beben mucho alcohol parecen mayores a su edad, pues no hay

suficientes antioxidantes para ayudarlos a enfrentar el estrés que el cuerpo padece.

Un ejemplo de antioxidantes son las vitaminas C y E. Yo tomo suplementos extra de antioxidantes para lucir joven por fuera, pero también para obtener los efectos benéficos para mi interior. Los antioxidantes están contenidos en ciertas frutas y vegetales que solemos comer. La mejor manera de identificar estos alimentos es el color: los alimentos con colores vibrantes suelen ser ricos en antioxidantes: piensa en la col morada, las moras azules, los vegetales de hoja verde oscuro, las zanahorias y las cerezas rojas.

Superalimentos

Existen muchos superalimentos fantásticos que puede agregar a tu dieta, pues están llenos de nutrimentos. Aunque técnicamente no existe nada llamado "superalimento", se les dice así por su alto contenido de vitaminas y minerales y por los enormes beneficios para la salud que, se dice, tienen. La verdad es que hay enormes beneficios al comer todas las frutas y verduras, pero a continuación te hablaré de mis superalimentos, los que incorporo regularmente a la dieta para aumentar mi energía y mi salud general:

El *pasto de trigo* crece de las semillas de trigo y tiene un alto contenido de clorofila. La clorofila absorbe la luz solar y es una fuente natural de energía. También es rico en proteínas, lo que también aumenta la energía. Mucha gente lo hace jugo o lo agrega a sus jugos en la presentación en polvo, pero también está disponible en forma de suplemento. Tiene altos niveles de clorofila y el Instituto de Salud Hipócrates dice que ofrece muchos beneficios, como estimular la tiroides, aumentar el conteo de glóbulos rojos, desintoxicar la sangre, el hígado y el tracto gastrointestinal, estimular el metabolismo, reducir la acidez en el cuerpo, aliviar úlceras estomacales, el estreñimiento la diarrea, la colitis ulcerante y reduce el daño causado por la radiación.

El *pasto de cebada* tiene efectos semejantes al pasto de trigo, pero suele ser mejor tolerado, pues éste último puede causar nausea a algunas personas. Una investigación realizada por la Resourse Research Association, oficina de ciencia y tecnología, y por el Centro Japonés de Análisis Alimenticio, demostró que el jugo de pasto de cebada seco tiene más sodio, calcio, magnesio, hierro, cobre y fósforo que las espinacas.

La spirulina es una forma de algas verdiazules que puede comprarse en polvo, tableta o cápsulas. Se trata de una forma de proteína y es excelente para aumentar la energía, así como para calmar los síntomas de algunas alergias. Fortalece el sistema inmunológico y ayuda a controlar la hipertensión y el colesterol. Es rica en proteínas y aminoácidos; contiene vitamina B12, que ayuda a aumentar la energía y la concentración mental. También es un gran desintoxicante para el cuerpo. Tiene un excelente equilibrio de nutrimentos que incluyen: clorofila, carotenoides, vitaminas, minerales, fitonutrientes únicos y todos los aminoácidos esenciales para darte energía el día entero. En mi caso, me dan energía y ayudan a fortalecer mi cabello y uñas. Por lo general es seguro tomarla, pero debe comprarse a un proveedor confiable y se debe elegir la variante orgánica siempre que sea posible, puesto que la spirulina puede estar contaminada con metales pesados. La deben evitar quienes padecen alergias a los mariscos, al yodo y quienes padecen hipertiroidismo.

La *maca* es una raíz peruana rica en calcio, potasio, hierro, fósforo, magnesio, silicio y zinc. Fortalece el cuerpo y aumenta el vigor. También puede aumentar los niveles de energía. Estabiliza los niveles hormonales y puede aliviar la tensión premenstrual y los síntomas de menopausia. También es benéfica para la salud sexual. Un estudio demostró que los hombres que tomaban maca tenían mejor conteo espermático y movilidad de los espermatozoides.

La *coenzima Q10* (CoQ10) es una sustancia parecida a las vitaminas que se encuentra en todo el cuerpo, pero su concentración es mayor en el corazón, hígado riñón y páncreas. Es consumida en pequeñas cantidades en la carne y en los mariscos. Es responsable de la generación de energía de todas las células del cuerpo, sobre todo cuando actúa en su forma de adenosín trifosfato (ATF). Para decirlo con claridad, tus células requieren de CoQ10 para ayudar a producir la energía necesaria para la vida. Se produce abundantemente en las mitocondrias —las células del cuerpo que producen energía. La CoQ10 es un poderoso antioxidante con propiedades anti edad, ya que reduce el estrés de tus células y ayuda a que los tejidos, órganos y músculos se recuperen después de rutinas de ejercicio severas. Un equipo de investigación chino también descubrió que los individuos que consumían CoQ10 (300 mg al día durante 12 semanas) mostraban mejoría ostensible en el flujo sanguíneo al corazón y mayor energía dentro de las células arteriales. La CoQ10 también reduce la falla cardiaca y disminuye las tasas de mortalidad por esta causa a la mitad. Nuestros cuerpos producen menos CoQ10 conforme envejecemos, y también colabora a esta reducción la ingesta de ciertas drogas, como las estatinas (que se usa para combatir el colesterol), de modo que esta sustancia debe reemplazarse para mejorar la salud y la energía. Recomendaría tomar un suplemento de CoQ10 con una dosis de 30 a 100 mg diarios. La CoQ10 viene en dos presentaciones: ubiquinol y ubiquinone. Yo recomendaría conseguir la presentación en ubiquinol, pues es más fácil que el cuerpo la absorba.

El *ácido alfa lipoico* es un ácido graso que se encuentra naturalmente dentro de cada célula del cuerpo. El cuerpo lo necesita para producir energía para desempeñar las funciones normales. El ácido alfa lipoico es también un antioxidante y puede neutralizar químicos potencialmente dañinos llamados radicales libres. Lo que hace único al ácido lipoico es que funciona en el agua y en la grasa, a diferencia de la mayoría de los antioxidantes más comunes, como las vitaminas C y E. Este ácido también aumenta la producción de glutatión, un importante antioxidante que ayuda a que el cuerpo elimine sustancias nocivas.

Investigaciones recientes han demostrado que mientras estemos expuestos a más químicos —por medio de la comida, de los productos que usamos en la piel o a causa del medio ambiente— mayores son nuestras posibilidades de desarrollar enfermedades serias como la diabetes. Por lo tanto, tomar este suplemento ayudará a que tu cuerpo combata estos males y condiciones. Recomendaría tomarlo como suplemento en dosis de 100 a 200 mg, una vez al día.

El *ginseng* aumenta la energía naturalmente. De hecho, un estudio ha demostrado que puede mejorar la fatiga asociada con la quimioterapia en pacientes con cáncer.[10] Otros beneficios del ginseng incluyen la mejoría de la memoria, el mejor desempeño físico y como auxiliar para combatir el estrés. Existen muchos tipos de ginseng, como el americano, el rojo, el siberiano, el chino y el coreano. Estas plantas se consideran adaptógenos, lo que significa que son un tipo de planta que hace de mediador en el proceso metabólico del cuerpo y ayuda a que éste resista el estrés. En lo personal, tomo ginseng coreano. Una dosis de entre 200 y 500 mg, una o dos veces al día, suele ser una dosis suficiente y segura para la mayoría de la gente.

Espero que este capítulo haya aumentado tu compresión de los suplementos y que te haya convencido de que, si te limitas a la dieta natural para obtener los nutrimentos, puedes tener problemas para satisfacer tus necesidades nutrimentales, puesto que nuestra comida cada vez nutre menos y está más contaminada. Si tiene poca energía, tomar algunos de los suplementos antes mencionados te puede

---

[10] Barton, DL, *et al.*, Pilot study of Panax quinquefolius (American ginseng) to improve cancer-related fatigue: a randomized, double-blind dose-finding evaluation, Support Care Cancer, febrero de 2010, año 8 número 2, páginas 179–87.

ayudar a sentirte menos fatigado y aumentar tu energía. ¿Por qué no ponerlos a prueba? Existen muchos suplementos de buena calidad y vale la pena invertir tiempo en investigar a las empresas que los fabrican para determinar cuáles son los mejores. Considera que los resultados no son inmediatos, ya que puedes tener que esperar hasta algunos meses para obtener todos los beneficios, aunque los efectos de algunos superalimentos, como la spirulina, se sentirán mucho más rápido.

CAPÍTULO 13

Muévete

Es importante que aprendas a mover tu cuerpo para mejorar la salud. En cuanto comienzas a moverte, recuperarás la energía y reducirás el estrés en tu vida.

Los beneficios del ejercicio están bien documentados y no dudo que estás al tanto de los efecto a largo plazo que el ejercicio tiene con respecto al peso, las enfermedades cardiacas, las articulaciones y el sistema respiratorio. Nunca he escuchado que nadie diga que el ejercicio es malo. No importa cuánto peses o cuáles puedan ser las condiciones médicas en las que te encuentres, siempre habrá un ejercicio que se adapte a ti y a tu condición.

Sin embargo, mucha gente no se percata de que no tiene por qué correr una hora o hacer una rutina cardiovascular intensa para estar sano y en forma. De hecho, se ha documentado que las rutinas cardiovasculares extenuantes pueden causar daño a las articulaciones, mismo que puede llevar a padecer artritis en el futuro. No fuimos diseñados para correr una hora en la caminadora. Incluso puede ser dañino hacer ejercicio intenso cuando ya te sientes débil y fatigado, puesto que esto obliga a que tus glándulas adrenales se esfuercen más. Nuestros ancestros no tenían que reservar tiempo para ejercitarse. Era parte de la vida, así que es importante que busques la manera de incorporar el movimiento en tu rutina cotidiana.

Puede ser muy difícil encontrar la motivación para ejercitarte. Cuando te sientes cansado, el ejercicio es lo último que quieres hacer. Hablé con el entrenador personal Ollie Phillips sobre este problema, que es algo que afecta a sus clientes todo el tiempo. Ollie dice que necesitamos adaptar nuestra mentalidad para obtener los mayores beneficios del ejercicio. Dice que vivimos en una cultura del trabajo: desde el momento en que suena la alarma por la mañana, pensamos en ir a trabajar, en ir a dar nuestro tiempo y esfuerzo en pos de la propia ganancia financiera o de la ganancia de nuestro empleador. Podemos pasar entre 10 y 12 horas al día dejando que nuestras vidas giren alrededor del trabajo, pero cuando se trata de hacer de 10 a 12 minutos de ejercicio, luchamos para realizar esta tarea simple. Es obvio que después de un largo día de trabajo nos sentiremos cansados, ya sea que estemos en la oficina o en la casa cuidando a los niños. Pero Ollie afirma que se trata de una cuestión psicológica más que de cansancio físico. Me dijo lo siguiente: "El poder de la mente es muy fuerte, y puede determinar si seguimos o no adelante con una tarea de corte psicológico estresante. En el caso del ejercicio es sólo estrés psicológico y puede ser muy negativo cuando pensamos en él como sangre, sudor y lágrimas, lo que para muchos representa el ambiente del gimnasio."

No obstante, como ya afirmé, no necesitamos someternos a tal cantidad de estrés para llegar a nuestras metas de salud. No tenemos que correr en la caminadora durante una hora para obtener los beneficios del ejercicio, ni tampoco tenemos que levantar peso ridículamente alto. Si pensamos en la intensidad de las actividades en una escala del uno al diez, leer este libro sería un 1 y correr a toda velocidad durante 50 metros sería un 10. La mayor parte de la gente que participa en una clase de ejercicio o en una sesión de entrenamiento, trabaja a un nivel de 5, y eso basta para causar un enorme incremento de la energía. Rara vez alcanzamos un nivel superior al 5 en nuestro trabajo, o haciendo las actividades típicas de una oficina. La sencilla verdad es que debemos especular para acumular, lo que significa que debemos gastar algo de energía bajo la forma de ejercicio para poder sentirnos más energéticos. Tenemos bastante energía acumulada y obtenemos mucha de los alimentos que consumimos, lo que significa que estar demasiado cansado como para ejercitarse, a pesar de nuestras mejores intenciones, suele implicar las más de las veces un cansancio psicológico y no uno físico.

¡Así que levántate y muévete! Comienza con 10 minutos al día si eres nuevo en esto del ejercicio y aumenta cinco minutos a tu rutina cada semana.

Yoga

Mientras más aprendo sobre el yoga, más convencida estoy de los beneficios que trae a la salud física y mental. Se ha comprobado que el yoga ayuda a aliviar dolores y males como el dolor de espalda, la baja presión sanguínea, los males cardiacos, la depresión y el estrés, así como los beneficios más obvios: un aumento en la flexibilidad, en la fuerza corporal y una mejora en el equilibrio.

El yoga puede ayudarte a tener más energía naturalmente. Esto se debe a que desbloquea la energía que tienes acumulada en la espina dorsal. Los seguidores del yoga creen que se está reponiendo el "prana", o la fuerza vital del cuerpo en estas áreas por medio de la respiración y el movimiento. Las posiciones activas de yoga pueden ayudar a estirar suavemente la espina y también a estimular el flujo sanguíneo y el vigor general.

A continuación, te presento algunos ejemplos del poder restaurador y energizante que las posiciones de yoga pueden brindarte:

Postura del cadáver

La postura del cadáver, también llamada "savasana" en sánscrito, es una de las más relajantes y energizantes del yoga. Se trata de una excelente manera de terminar tu sesión de ejercicio, o puede usarse sola para recobrar la tranquilidad y la concentración.

1. Recuéstate sobre la espalda, con los pies bien abiertos y los brazos ligeramente separados de tus costados, para que el aire pueda circular alrededor de tu cuerpo.

2. Mueve los hombros hacia abajo y hacia atrás, al tiempo que estiras el cuello.

3. Toma nota mental de las zonas de tu cuerpo que retienen la tensión mientras respiras profundamente y te concentras en relajar tus músculos.

4. Permanece en esa postura entre 5 y 30 minutos; trata de mantener tu mente alejada de las distracciones.

5. Las palmas de las manos deben apuntar hacia arriba, como señal de abandono y de que estás dejando ir el estrés y la emoción.

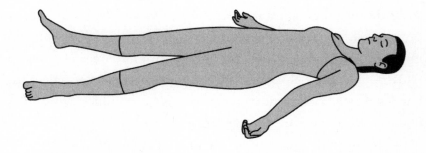

Postura del cadáver —Savasana.

Cuando estés acostado en savasana, es un buen momento para practicar la respiración *ujjayi*, o respiración oceánica. La respiración ujjayi es fundamental para la práctica del yoga. Nos permite consumir mucho más oxígeno y prana, y nos hace salir de la modalidad de "pelea o escapa", que se produce cuando las glándulas adrenales pasan del estrés a un estado más relajado. Se trata de la forma de respiración que natural y eventualmente adoptamos cuando estamos dormidos.

Para aprender a hacer este tipo de respiración, inhala por la nariz y exhala lentamente por la boca abierta. Dirige tu exhalación por la vía de la parte trasera de la garganta, de modo que produzcas un sonido como "ha". Repite esto varias veces y luego vuélvelo a intentar, pero esta vez con la boca cerrada. Dirige el aliento de la parte trasera de la garganta a la nariz. Debes producir y siseo suave. La importancia de este ejercicio es reducir la velocidad respiratoria, para así poder notar la regularidad del aliento y hacer que la mente se concentre en éste para dejar de vagar. Idealmente, esto debe hacerse de 5 a 8 minutos al principio, para llegar a entre 10 y 15 minutos con la práctica. Cuando termines, regresa a tu respiración normal por unos minutos. Los yoguis creen que podemos desintoxicarnos a través de los pulmones, al orinar, al defecar y sudar, así que esta es una buena manera de comenzar con el proceso.

Levantamientos con los brazos

Este movimiento de yoga estimula el flujo de energía a la columna vertebral y a otras partes del cuerpo.

1. Entrelaza los dedos y haz que las palmas de tus manos unidas apunten hacia ti (y los nudillos hacia el frente).
2. Extiende los brazos al frente y luego inhala mientras subes los brazos por encima de tu cabeza. Exhala mientras bajas las manos hasta tus rodillas.
3. Continúa con este movimiento con cada respiración vigorosa, inhalando y levantando los brazos para exhalar

conforme los bajes. Puedes empezar a hacer este movimiento por uno o dos minutos, para luego aumentar a 5 minutos.

Postura del gato/vaca

La postura del gato suele fundirse con la de la vaca para crear una secuencia rejuvenecedora. Estas posturas incrementan la flexibilidad de la espina, y también estiran la parte posterior del torso y el cuello. También brindan un suave estímulo a los órganos abdominales.

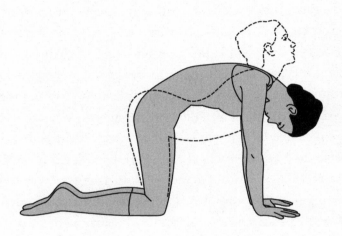

Postura del gato/vaca.

1. Ponte sobre tus rodillas y manos, con las muñecas colocadas a la altura de los hombros y las rodillas directamente debajo de la cadera. Separa la rodilla a una distancia semejante a la del ancho de tus caderas y centra la cabeza y cuello en posición neutral.

2. Para empezar con la postura de la vaca, inhala mientras bajas el estómago hacia el tapete o hacia el suelo. Levanta la barbilla y el pecho mientras miras hacia el techo.

3. Al exhalar, lleva tu ombligo hacia arriba, como si quisieras acercarlo a la espina dorsal y alrededor de la espalda, en dirección al techo —simulando a un gato que estira la espalda para así completar la postura del gato. Relaja el cuello y permite que tu cabeza baje hacia el suelo.

4. Repite este movimiento por uno o dos minutos mientras inhalas en la postura de la vaca y exhalas adoptando la postura del gato.

Torsiones para realizar acostado

Las torsiones de yoga pueden exprimir las ansiedades y frustraciones fuera de tu cuerpo, como sucede cuando exprimes una esponja. Las torsiones también estimulan y desintoxican los órganos del torso.

1. Recuéstate sobre la espalda con las rodillas flexionadas y los pies apoyados completamente en el suelo. Extiende los brazos a cada costado manteniendo las clavículas en contacto con el suelo.

2. Exhala mientras bajas las rodillas hacia la izquierda y giras tu cabeza suavemente hacia la derecha. Mantén las clavículas pegadas al suelo. Permite que la fuerza de gravedad lleve tus rodillas todavía más cerca del suelo.

3. Sostén esta postura durante varias respiraciones y luego inhala mientras vuelves a llevar las rodillas hacia tu pecho.

4. Exhala mientras llevas las rodilla a tu derecha.

5. Repite entre 3 y 5 veces de cada lado.

Torsiones de espalda —la postura del puente

La postura del puente combate la fatiga, la ansiedad y el insomnio. También puede aliviar los dolores de cabeza, de espalda y los problemas digestivos.

1. Recuéstate de espaldas, dobla las rodillas y presiona ambos pies contra el suelo; los brazos deben estar apoyados sobre el suelo, a tus costados.
2. Levanta las caderas tan alto como puedas y respira profundamente cinco veces para luego bajar las caderas lentamente.
3. Repite de 3 a 5 veces.

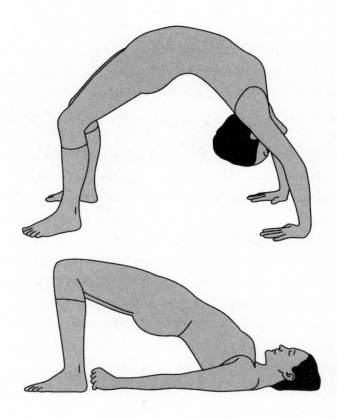

La postura del puente.

Medio saludo al sol (surya namaskara)

Esta es una gran postura para ser la primera que adoptas en tu rutina matutina. Te ayudará a aumentar tu energía.

1. Para empezar la secuencia, párate derecho, con los pies juntos y los brazos a los costados con las manos abiertas.
2. Eleva los brazos y extiéndelos sobre tu cabeza al inhalar. Luego exhala e inclínate hacia adelante para formar una especie de curva.
3. En la siguiente inhalación, levanta el torso a medias, colocando tus manos sobre los tobillos, o en las pantorrillas si lo anterior te resulta muy difícil. Vuelve a inclinarte hacia adelante al exhalar.
4. Cuando inhales vuelve a levantarte y junta las palmas de las manos adoptando una postura de oración. Repite la secuencia de tres a cinco veces.

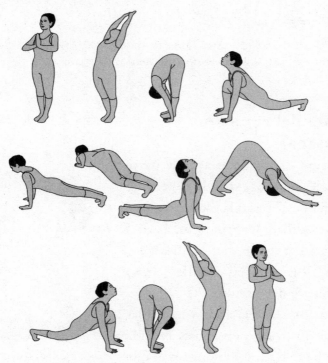

Medio saludo al sol —Surya Namaskara

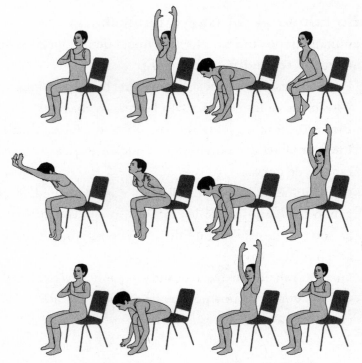

Medio saludo al sol —versión modificada (más fácil) para quienes tienen problemas de movilidad.

Postura del camello (ustrasana)

La postura del camello abre la parte frontal del cuerpo, expande el pecho y los pulmones y estira la espina dorsal.

1. Arrodíllate formando un ángulo recto entre las pantorrillas y los muslos, con las rodillas como vértice del ángulo.

2. Inclínate hacia atrás y apoya las manos, ya sea en la baja espalda o hasta tocar los talones, si es que puedes hacerlo.

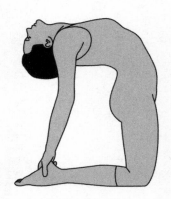

La postura del camello —Ustrasana.

Si te cuesta trabajo tranquilizarte por las noches, puede ayudarte el realizar las siguientes posturas de yoga.

Doblado al frente (paschimottanasana)

1. Siéntate en el suelo con las nalgas apoyadas en una sábana doblada o en un cojín firme y las piernas estiradas frente a ti.
2. Trata de alcanzar tus talones. Asegúrate de que tu peso esté balanceado en ambas nalgas.
3. Regresa los muslos hacia el interior y presiónalos contra el suelo. Mantén las manos a los lados y presiona tus palmas contra el suelo.
4. Dóblate hacia el frente tanto como puedas sin dejar de sentirte cómodo. Descansa tus manos sobre las piernas o sobre el suelo si no llegas.
5. Respira y dóblate hacia adelante tanto como puedas. Descansa en esta postura durante uno a tres minutos.
6. Para salir de la postura, aleja primero el torso de los muslos, estira los brazos y luego levántate mientras inhalas.

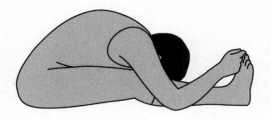

Doblado al frente —Paschimottanasana.

La postura del niño (bakasana)

Ésta es una postura de relajación que puede realizarse por 30 segundos o hasta por unos pocos minutos.

1. Arrodíllate. Mantén los dedos gordos de los pies juntos y siéntate sobre tus talones. Abre las rodillas a lo ancho de tus caderas.
2. Exhala y lleva el torso hasta que quede entre tus rodillas. Levanta el coxis y estira el cuello para tratar de separar la base del cráneo de la nuca.
3. Pon las manos en el suelo, junto al torso, con las palmas hacia arriba. Lleva los hombros hacia el suelo.

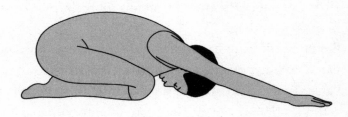

La postura del niño —Bakasana.

La postura extendida del cachorro (uttana shishosana).

1. Ponte sobre las rodillas y las manos, (como si fueras un animal en cuatro patas), asegurándote de que las caderas estén por encima de las rodillas y de que las muñecas estén alineadas con los hombros.
2. Exhala y mueve las nalgas hasta la mitad del camino que lleva a tus talones.

3. Mantén la fuerza de los brazos, pero no permitas que los codos toquen el suelo. Estira la espalda y trata de bajar la cabeza hasta tocar el suelo, si es que puedes.

4. Presiona las manos contra el suelo y estira los brazos mientras jalas las caderas de vuelta hacia los tobillos.

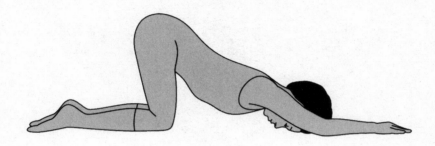

Postura extendida del cachorro —Uttana Shishosana]

La postura de la mariposa, con la cabeza descendiendo en dirección a los pies

Los beneficios de esta postura son: estiramiento de la espina y de los tendones de las corvas. Si padeces dolor de espalda o si no eres muy flexible que digamos, es mejor realizar esta pose sentado en un cojín, de manera que las rodillas estén a un nivel más bajo que las caderas.

1. Desde la posición de sentado, junta las plantas de tus pies entre sí y luego deslízalas alejándolas de ti.

2. Permite que tu espalda se arquee, doblándola hacia adelante y descansando apenas tus manos sobre los pies o sobre el suelo. Tu cabeza debe colgar hacia los talones. Puedes soportar tu cabeza con las manos si el esfuerzo es demasiado intenso.

3. Si sientes presión en la espalda puedes juntar los pies y re-
costarte.

4. Trata de mantener la posición por entre 10 y 20 segundos.
Repite de 3 a 5 veces.

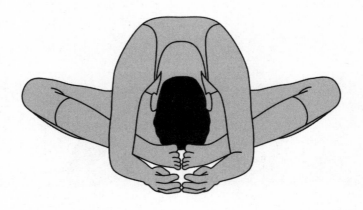

Postura de la mariposa.

El yoga kundalini es una variante del yoga que funciona para
ayudar a mover la energía por todo el cuerpo. Combina posturas
físicas, estiramientos, respiración, meditación, uso de mantras y
relajación. Se basa en el principio de que todos tenemos la energía
kundalini circulando por el cuerpo, pero en muchos casos, esta
energía queda atrapada y reducida debido a los excesos de la vida
diaria. La práctica regular de este tipo de yoga funciona para liberar
la energía dormida en nuestros cuerpos. Esta energía es estimulada
para elevar la columna vertebral y activar la glándula pineal en el
cerebro. Cuando esto sucede, podemos usar la energía del cuerpo
y de la mente apropiadamente, en lugar de ser controlados por
nuestras emociones. Hay mucho videos excelentes y DVD's para
aprender más sobre el yoga kundalini (ver la sección de Recursos,
en la página 289) o busca una clase cerca de ti.

El yoga tiene efectos benéficos en la mente y el cuerpo. Otras formas de ejercicio que también son suaves y positivas, son caminar y nadar. Las investigaciones han demostrado que caminar durante media hora al día tiene un efecto positivo en el estado de ánimo, tan fuerte como sucede cuando se toma un antidepresivo en los casos de depresión leve o moderada. Lo más importante es encontrar algo que disfrutes para hacerlo con regularidad. Por ejemplo, no me gusta mucho ir la gimnasio y me cuesta trabajo hallar el tiempo para hacerlo, pero me fascina bailar al ritmo de mis canciones favoritas. Esto es algo que puedo hacer durante 10 minutos en mi sala, así que no hay excusa para omitirlo. También puedes buscar una clase a la que puedes asistir si tu motivación no es tan buena como debiera ser.

Los dolores

Mientras más cansado estás, más dolores tendrás. Cuando tu cuerpo está agotado física y emocionalmente, tus sensores del dolor están más sensibles. Los dolores son síntomas mayores de males en que la fatiga es protagonista, como en el caso del Síndrome de Fatiga Crónica, la fibromialgia y la anemia.

Muchos de nosotros sufrimos de dolores en la zona de los hombros o en la espalda. En general, esto se debe a un exceso de peso o a no ser muy activo que digamos. Lo sé por experiencia propia: cuando paso el día sentada o cuando manejo por largos periodos, los dolores de los hombros y el cuello empeoran. Muchas personas visitan a su médico general para solucionar este problema, cuando en realidad no están consultando al profesional indicado. Los médicos tienen muy poca preparación en lo que a problemas musculares se refiere y, en mi opinión, te irá mejor si consultas aun osteópata, quiropráctico o a alguien especializado en dolores musculares.

Recomiendo que uses las siguientes herramientas para combatir tus dolores: un cilindro de hule espuma para rodar y pelotas de tenis. El cilindro es muy útil para ayudar a calmar los dolores de la espalda baja, caderas y piernas. También puede utilizarse para alinear la espalda si te acuestas verticalmente sobre él (mira las ilustraciones que siguen). Estos cilindros de hule espuma se venden en la mayoría de las tiendas de artículos deportivos y en línea. Pueden adquirirse por bajo precio. Las pelotas de tenis pueden usarse para dar masaje a los tejidos profundos (fascia) de la zona de la nuca y los brazos. Recuéstate sobre ellas y muévete lentamente de arriba a abajo o en círculos. Pueden utilizarse en cualquier zona del cuerpo. El cilindro de hule espuma puede usarse de forma semejante. A esto se le llama liberación miofascial. Yo haría esto al menos dos veces al día, empezando con 5 a 10 minutos, especialmente en las zonas en las que hay tensión o dolor.

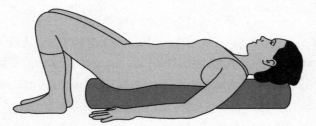

Rodamiento con el cilindro de espuma, para apoyar
y liberar la tensión en la espina.

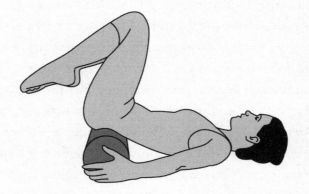

Rodamiento con el cilindro de espuma, para aliviar la tensión
muscular en la baja espalda, nalgas y caderas.

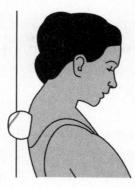

Uso de pelotas de tenis para la liberación miofascial en los hombros.

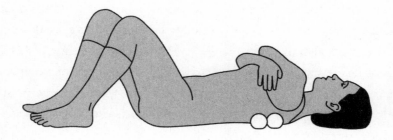

Uso de pelotas de tenis para la liberación miofascial en los hombros.

La razón por la que tenemos demasiada tensión muscular es que no usamos nuestros cuerpos lo suficiente. En verdad se trata de un caso de "úsalo o piérdelo". Compara la carrera de un niño de cinco años con los movimientos de una persona de 80 años. El niño de cinco años corre como loco moviendo todas las partes del cuerpo, sin temor. ¡Un niño de cinco años podría llevar su pie hasta la boca! Después, paulatinamente vamos perdiendo la capacidad de movernos con tal libertad. Dejamos de correr y saltar para divertirnos. Nuestros músculos se debilitan, pero lo más importante es que la fascia, que es el tejido profundo que se encuentra entre los músculos, se torna rígida. La mayor parte del dolor que tenemos se debe a la fascia, no a los músculos. La mayoría de los octogenarios no pueden caminar sin apoyo o se encorvan por esta razón.

Plan de acción

Ponte en movimiento. Pasamos casi todo el tiempo sentados en el trabajo, en el auto o en el sofá viendo tele. Muévete y cosecharás los beneficios en los años venideros. Una de mis citas favoritas de Edward Stanley, conde de Derby de 1826 a 1893. Es la siguiente: "Los que no tienen tiempo para ejercitarse, tarde o temprano tiene que buscar tiempo para la enfermedad." Hasta cinco minutos son mejores que nada. También recuerda que el ejercicio puede consistir en una caminata. Trata de incorporarlo a tu rutina tanto como puedas —usa las escaleras, estaciónate lejos cuando vayas al supermercado, ve al trabajo en bicicleta. Hay muchos buenos DVD's y videos de ejercicio en Youtube, así que si eres una persona ocupada puedes realizar una rutina rápida cuando te resulte conveniente. Sé lo difícil que esto puede parecer cuando se está ocupado. Pero puedes hacerlo. ¡Sé creativo!

CAPÍTULO 14

Hormonas bioidénticas[1]

Cada vez es más frecuente que me visiten en mi consultorio mujeres de mediana edad que se sienten extremadamente cansadas. Algunas de ellas siguen estándolo después de seguir mis sugerencias alimenticias, de control de peso y ejercicio. Esto era muy confuso hasta que descubrí la pieza faltante del rompecabezas: las hormonas bioidénticas.

Las hormonas bioidénticas pueden ser usadas por mujeres que tienen problemas menopáusicos y otros problemas como tensión premenstrual, miomas e incluso migrañas. Las hormonas que provocan equilibrio pueden ser la forma de aumentar la energía, la vitalidad, la concentración y mejorar el estado de ánimo.

¿Qué son las hormonas bioidénticas?

Una hormona bioidéntica tiene la misma estructura química y molecular que las hormonas fabricadas naturalmente por el cuerpo. Esto significa que las hormonas bioidénticas son 100 por ciento idénticas a la estructura química del estrógeno, de la progesterona y la testosterona que produce el cuerpo humano. Estas hormonas, que existen en

[1] Con un agradecimiento para la Dra. Marion Gluck, de la Marion Gluck Clinic: www. mariongluckclinic.com.

la naturaleza de modo natural, se obtienen a partir de plantas como el camote silvestre o los frijoles de soya, y son manufacturadas por empresas farmacéuticas para convertirlas en pastillas o en cremas. Se les suele llamar "naturales", ya que se originan en las plantas.

De modo que la terapia de reemplazo hormonal bioidéntico (TRHB) es el uso preciso de hormonas para reemplazar y reequilibrar las hormonas naturales del cuerpo durante los cambios que llevan a combatir males como la tensión premenstrual, los periodos dolorosos y abundantes, los miomas, la endometriosis, la depresión postparto y otros desequilibrios hormonales.

¿Cuál es la diferencia entre la Terapia de Reemplazo Hormonal Bioidéntico (TRHB) y la Terapia de Reemplazo Hormonal (TRH)?

La mayor parte de las personas han oído hablar de la terapia de reemplazo hormonal y saben que se trata de una terapia a la que se someten ciertas mujeres, después de la menopausia, para mejorar el ánimo y la energía. La TRH ayuda a muchas mujeres, pero las preocupaciones sobre el cáncer de mama y los problemas cardiacos, han hecho que muchos médicos sean renuentes a prescribirla, o la prescriben a las mujeres durante algunos años para reducir los riesgos. También doy consulta a muchas mujeres que no se sintieron mejor con la TRH y que buscan una alternativa.

La razón por la que la TRH puede causar problemas en el cuerpo es que, estructuralmente, algunas de las hormonas utilizadas no son exactamente iguales que las que se producen naturalmente en el cuerpo.

Los beneficios de las hormonas bioidénticas es que dan menos motivos por los que preocuparse que las hormonas utilizadas en las TRH convencionales. También son convenientes porque pueden incluirse en tratamientos diseñados a la medida, para ajustarse a los síntomas y niveles hormonales únicos de cada paciente. Las principales preocupaciones respecto de la TRH convencional, son los riesgos probados de cáncer de seno, embolia e infarto al miocardio en pacientes que se someten a la TRH con estrógeno y progesterona.[2] La Terapia de Reemplazo Hormonal Bioidéntico es una alternativa más sana y también puede utilizarse cuando ha fallado el tratamiento convencional o en casos en que los efectos secundarios son demasiado severos. Más de dos millones de mujeres estadounidenses utilizan esta terapia en la actualidad, y el uso aumenta en Gran Bretaña y Europa. Cada vez hay más y más médicos, como yo, que se entrenan en la TRHB, pero hasta el momento esto sólo se realiza a nivel privado en el Reino Unido.

Las hormonas no declinan porque nosotros envejecemos: envejecemos porque las hormonas declinan.

¿Alguna vez te has fijado en cómo, después de cierta edad, las mujeres empiezan a envejecer más rápidamente en tanto que los hombres lucen cada vez más guapos? No es justo, ¿o sí? Esto se debe al rápido declive de las hormonas femeninas.

Sue
Sue es una mujer de 50 años y representa, en gran medida, al tipo de mujer que acude a mi consulta. Aún tiene periodos menstruales pero cada vez son más irregulares. Sue tiene dos hijos adolescentes y sigue trabajando. Aunque se ve bien, está constantemente cansada. Empieza a tener bochornos y le cuesta trabajo concentrarse y encontrar la energía para hacer ejercicio. Está de mal humor y se siente irritable. Su impulso sexual ha bajado muchísimo. Le cuesta trabajo enfrentar las tensiones de cada día. No duerme bien

---

[2] Iniciativa para el Estudio de las Mujeres 2002: http://www.nhlbi.nih.gov/news/press-releases/2002/nhlbi-stops-trial-of-estrogen-plus-proges- tin-due-to-increased-breast-cancer-risk-lack-of-overall-benefit.html.

y, como resultado, carece de energía. Come bien y, a no ser por lo antes mencionado, es sana.

Este caso es común y me lo encuentro regularmente. Las hormonas de Sue están fuera de sincronización y esto la lleva a sentirse desequilibrada y sin control de su energía, emociones y estado de ánimo.

Al realizar pruebas y luego reemplazar los bajos niveles hormonales y el equilibrio usando la TRHB, pude ayudar a que Sue recuperara su vida y su energía.

Al mantener los niveles hormonales óptimos, es posible reducir la osteoporosis, los males cardiacos, las embolias; mantener la función cerebral, la memoria, el buen sueño, la energía, la regulación térmica, el control de peso, el estado de ánimo, el tono de piel y la elasticidad.

Cómo puede beneficiar tu salud el equilibrio hormonal

- Reduce la fatiga.
- Disminuye la piel seca y arrugada.
- Reduce los cambios de humor y la depresión.
- Reduce los síntomas de artritis.
- Mejora los niveles de colesterol.
- Mejora el sueño.
- Mejora la libido.
- Mejora la memoria y la concentración.
- Reduce los bochornos.

Desequilibrios hormonales

Antes de abordar el tema de cómo pueden mejorar la salud las hormonas, es importante comprender cómo funcionan en el cuerpo y qué hacen. Repasaré cada una de las hormonas principales —estrógeno, progesterona, testosterona y la dehidroepiandrosterona (DHEA).

Primero, es importante hacer notar que todas las hormonas importantes se hacen a partir del colesterol. Tal es el principio de su estructura molecular. Esta es una de las razones por las que se presenta un súbito aumento del colesterol tras la menopausia, a pesar de que las pacientes vigilan su dieta.

Estrógeno

Ésta es la hormona sobre la que casi todos hemos oído hablar. El estrógeno es la hormona femenina que ayuda a regular la pubertad, la fertilidad y la menopausia. Brinda a las mujeres su femineidad, sus curvas y la piel suave. Aproximadamente 300 tipos de tejido distinto están equipados con receptores de estrógeno —como el cerebro, el hígado, los huesos, la piel, los vasos sanguíneos, los senos, el tracto urinario y el útero— y dependen de esta hormona para funcionar eficientemente.

Síntomas relacionados con el desequilibrio de estrógeno

- Resequedad vaginal
- Cistitis
- Relaciones sexuales dolorosas
- Aftas vaginales
- Incontinencia urinaria

- Sudores nocturnos
- Insomnio
- Bochornos
- Depresión y ansiedad
- Baja energía
- Pérdida de memoria
- Cambios de estado de ánimo
- Dolores de cabeza
- Dolor en las articulaciones
- Falta de aire
- Palpitaciones en el pecho
- Osteoporosis

El estrógeno es en realidad un compuesto formado por tres hormonas: la estrona (E1), el estradiol (E2) y el estriol (E3).

La *estrona (E1)* es el tipo de estrógeno que más suele aumentar su nivel en el caso de las mujeres en etapa post-menopáusica. Cincuenta por ciento de la estrona se produce en los ovarios y el resto proviene de hormonas acumuladas en la grasa corporal. La estrona puede descomponerse en un metabolito llamado 16-alfa-hidroxiesterona, cuyos altos niveles se han observado en mujeres con cáncer de mama. Por esta razón, no suele prescribirse.

El *estradiol (E2)* es el estrógeno más potente. Es responsable de la maduración de los huesos, del desarrollo de los senos, de los órganos reproductores y de las característica femeninas, como el vello púbico y las curvas femeninas. Es el estrógeno primario en el cuerpo femenino durante los años de reproducción y es producido por los ovarios. Consumir estradiol es muy efectivo para reducir los bochornos durante la menopausia, la baja energía, la irritación vaginal y de vejiga, para prevenir la osteoporosis, para incrementar el bienestar psicológico y reducir los males de las arterias coronarias.

El *estriol (E3)* es el más débil de los tres estrógenos mayores. Se fabrica en grandes cantidades durante el embarazo y tiene propiedades contra la producción de células cancerígenas. El estriol es el estrógeno más efectivo y seguro para remediar la resequedad vaginal, y puede reducir la irritación vaginal y la cistitis. La falta de estriol contribuye al alto número de infecciones del tracto urinario en las mujeres de edad avanzada.

Los beneficios del estrógeno

- Regula la temperatura corporal.
- Aumenta los niveles de energía.
- Mantiene la densidad ósea.
- Reduce el riesgo general de padecer males cardiacos.
- Reduce las arrugas.
- Aumenta la libido.
- Mejora la concentración.
- Reduce el riesgo de cáncer en el colon.
- Mejora el estado anímico.
- Ayuda a mantener la memoria.
- Mantiene saludables los músculos.
- Promueve el sueño reparador.
- Mantiene la elasticidad arterial.
- Aumenta el flujo sanguíneo.
- Mantiene los niveles de colágeno en la piel.

Suelo prescribir *biest*, que es una combinación de estradiol y estriol. Tiene los efectos protectores del estriol y además brinda el alivio de síntomas como los bochornos, el malhumor, la falta de energía, la resequedad vaginal y los dolores en articulaciones, todo esto debido al estradiol.

Como mencioné líneas arriba, la estrona (E1) no suele prescribirse en los TRHB, puesto que ofrece el mayor riesgo de descomponerse en una sustancia llamada 16-alfa-hidroxiestrona que está asociada con el riesgo de padecer cáncer de mama. Los niveles de esta sustancia también están asociados con la obesidad, el hipotiroidismo, la toxicidad de los pesticidas, los altos niveles de ácidos grasos omega-5 y con altos niveles de inflamación. El cuerpo produce naturalmente el E1 y para reducir los riesgo de que éste se convierta en 16-alfa-hidroxiestrona puede comer más brócoli, soya, semillas de linaza, ácidos grasos omega-3, romero y cúrcuma, además de ejercitarte y bajar de peso.

La diferencia entre el estradiol y el estrógeno sintético

Lo primero que debes saber es que el estradiol, en su forma bioidéntica, se usa en algunas TRH convencionales. Sin embargo, suele sumarse a hormonas sintéticas en combinaciones que impiden la manifestación de los beneficios. Es por esto que algunas mujeres no experimentan los beneficios o tienen efectos secundarios en las TRH prescritas por los médicos convencionales.

La hormona sintética Premarin suele usarse como TRH. El Premarin obtiene su nombre del hecho de que se obtiene de la orina de yeguas preñadas —*pregnant-mare's-urine*, por su origen en inglés. El Premarin ha demostrado permanecer en el cuerpo hasta por 13 semanas, a diferencia del estradiol que, cuando es sustituido, se elimina del cuerpo en unas cuantas horas. Esto se debe al hecho de que las enzimas corporales están diseñadas para metabolizar estrógeno y no estrógeno sintético. Tanto el estradiol como el Premarin ayudan a mantener la densidad ósea, a regular la temperatura corporal y a mejorar los patrones de sueño.

Diferencias entre el estradiol y el Premarin

Estradiol

Aumenta la lipoproteína de alta densidad (buen colesterol) y baja el colesterol total.
Mejora la sensibilidad a la insulina.
Inhibe la pegajosidad de las plaquetas.
Reduce la acumulación de placa en las arterias.
Disminuye la presión sanguínea.
Reduce el riesgo de enfermedades cardiacas.

Premarin

Altera negativamente los lípidos en la sangre.
Aumenta los antojos de carbohidratos.
Aumenta los triglicéridos.
Aumenta el riesgo de cálculos biliares y de ictericia colestásica.
Aumenta la presión sanguínea.
Eleva el nivel de enzimas hepáticas.

Progesterona

La progesterona se produce en los ovarios y en las glándulas adrenales de las mujeres. También se produce en pequeñas cantidades en los testículos y en las adrenales de los hombres. Se trata de una hormona de vital importancia que prepara el recubrimiento de la matriz para que se implante el óvulo fertilizado y ayuda a mantener al embrión durante el embarazo. Los desequilibrios puedes asociarse a la endometriosis, a los fibromas, la infertilidad, la depresión postparto, a carecer de periodos menstruales y a la tensión premenstrual.

La progesterona es importante para la función cerebral y se le conoce como la "hormona de la felicidad" porque mejora el estado de ánimo y por sus efectos antidepresivos. Esto puede resultar sorpresivo para quienes toman la píldora anticonceptiva elaborada con progesterona sintética (conocida como progestágeno), ya que se sabe que suelen hacer que las mujeres se sientan deprimidas o causar cambios de humor.

La mayoría de las mujeres sólo asocian el estrógeno con la función hormonal femenina, pero la progesterona es igualmente importante durante los años de fertilidad y es benéfica durante la menopausia. Los niveles de progesterona se reducen más rápido que los de estrógeno durante la menopausia. Este desequilibrio entre las dos hormonas puede resultar en irregularidad o periodos muy abundantes, dolores de cabeza y cambios de ánimo. Por lo tanto, el tratamiento con progesterona suele preferirse al tratamiento con estrógeno cuando se trata de obtener un remedio inicial para los síntomas menopáusicos.

Síntomas relacionados con los bajos niveles de progesterona

- Cambios de humor
- Sangrado abundante durante la menstruación
- Periodos dolorosos
- Irritabilidad
- Bajos niveles de energía
- Ansiedad y depresión
- Osteoporosis
- Insomnio
- Niveles disminuidos de colesterol bueno

En la medicina convencional, se suele creer, erróneamente, que la progesterona no es necesaria en una TRH si la mujer ha sufrido una histerectomía. No es así. El estrógeno y la progesterona tienen un efecto complementario y deberían prescribirse juntos siempre, incluso cuando una mujer ha pasado por la histerectomía. Como ya se dijo, la progesterona también es necesaria para mantener el estado de ánimo y presenta otros beneficios además de mantener el recubrimiento de la matriz delgado.

Las diferencias entre la progesterona natural y los progestágenos

Como sucede cuando se compara el estrógeno bioidéntico con los estrógenos sintéticos, existe diferencia en la estructura molecular de la progesterona y la Provera, un progestágeno sintético usado comúnmente. En tanto que la progesterona natural ayuda a combatir la depresión y aumenta la energía, las variantes sintéticas hacen lo opuesto. La progesterona bioidéntica también disminuye la presión sanguínea, el riesgo de cáncer de mama, alivia los síntomas premenstruales y mejora la fertilidad, en tanto que las progestina causa retención de líquidos, dolores de cabeza, aumento del colesterol malo, aumento en el riesgo de padecer cáncer de mama. También causa dolor en los senos e inflamación, por nombrar sólo algunos efectos secundarios.

Testosterona

En general, la gente piensa que la testosterona es una hormona masculina y que no es necesaria para las mujeres. Esto es incorrecto. Las mujeres sí producen testosterona, pero en menor cantidad que los hombres. Los beneficios de la testosterona, en le caso de las mujeres, son: aumentos de la libido, de la energía y de la motivación, aumento de fuerza y de masa muscular, mejor memoria, eleva el estado de ánimo y aumenta la densidad ósea.

La testosterona suele olvidarse en el caso de las mujeres y apenas se reemplaza en la Terapia de Reemplazo Hormonal convencional. Los síntomas de los bajos niveles de estrógeno, como los bochornos y la resequedad vaginal, son difíciles de ignorar, pero los síntomas del bajo nivel de testosterona suelen pasarse por alto y pueden ser igualmente problemáticos. Los bajos niveles de testosterona pueden causar fatiga, irritabilidad, depresión, dolores, adelgazamiento de la piel, osteoporosis, pérdida de peso, aumento en las probabilidades de tener un infarto y pérdida muscular.

La testosterona, al igual que todas las hormonas, necesita dosificarse efectivamente o puede causar efectos secundarios no deseados como piel grasa, acné, pérdida de cabello o mayor crecimiento del mismo tanto en el cuerpo como en la cara. Además, puede disparar la agresión y la ira.

Los hombres y la deficiencia de testosterona

La andropausia, conocida también como la "menopausia masculina", ha llamado la atención de la prensa últimamente. La testosterona es producida, en los hombres, por los testículos, y está a tope cuando el hombre llega a la mitad de la veintena, aproximadamente. Con la edad, las células de los testículos comienzan a secretar menos testosterona. Los niveles también son afectados por el estrés, por el alcohol y por los medicamentos. Además de causar una reducción en los niveles de energía, de causar depresión y bajar el deseo sexual, los bajos niveles de testosterona en los hombres están asociados con mayores riesgos de muerte, infartos y derrames cerebrales.[3]

---

[3] Wang, C, *et al.*, "Low testosterone associated with obesity and the metabolic syndrome contributes to sexual dysfunction and cardiovascular disease risk in men with type 2 diabetes", *Diabetes Care*, julio de 2011, volumen 34 número 7, páginas 1669–75.

La dehidroepiandrosterona (DHEA)

La DHEA es una hormona esteroide producida por las glándulas adrenales, los ovarios en el caso de las mujeres o los testículos en el de los hombres, y por el cerebro. Es importante tanto para los hombres como para las mujeres y aumenta los niveles de energía, dándonos esa sensación de "alegría de vivir".

La DHEA es precursora de las hormonas sexuales masculinas y femeninas, lo que significa que es un elemento básico para que el cuerpo produzca estrógeno y testosterona. Comienza a declinar después de los 30 años y su caída corresponde a los signos y síntomas del envejecimiento. Se ha investigado ampliamente la DHEA y se ha demostrado que puede usarse para curar la depresión y la fatiga, para aumentar la sensación de bienestar y para aumentar la fuerza. La DHEA también puede ayudar con los síntomas de la menopausia, reduciendo la grasa corporal y mejorando el deseo sexual.

Síntomas de DHEA baja

- Fatiga
- Irritabilidad
- Depresión
- Aumento de peso
- Baja motivación

Los niveles de DHEA se detectan a través de una prueba y se puede reemplazar para ayudar a aumentar la energía y promover el buen humor.

Cambios hormonales en los hombres y mujeres jóvenes

Hay una nueva tendencia en las hormonas de los hombres jóvenes. En la adolescencia o a los veintipocos años parecen estar experimentando niveles de testosterona menores que causan desánimo y falta de energía. Las mujeres también están experimentando cambios en sus niveles hormonales; el periodo llega antes y tienen tiempos de cambios perimenopáusicos mayores, con fluctuaciones hormonales que comienzan a veces 10 años antes de la menopausia real. Se padecen síntomas y cambios en la energía y en el estado de ánimo. La evidencia parece señalar como culpable a los químicos a los que estamos expuestos por medio de los alimentos y del medio ambiente.

Tengo experiencia de primera mano con esto. Hace unos pocos años me sentía cansada y letárgica, y luchaba para perder peso a pesar de comer bien y ejercitarme adecuadamente. No fue sino hasta que asistí a una conferencia médica en Estados Unidos, que decidí hacerme unas pruebas especializadas. Descubrí que tenía altos niveles de estrógeno en mi cuerpo, y que mi testosterona se estaba convirtiendo en estrógeno. Esto explicaba mi retención de peso y la falta de energía. También había estado padeciendo, por primera vez en mi vida, tensión premenstrual, con dolores severos alrededor de los ovarios. Me realicé otra revisión especializada que demostró que los altos niveles de estrógeno habían causado cambios en mis pechos y que podrían traer problemas serios en el futuro si no se corregían.

Dejé de usar antitranspirante ya que una de las principales formas de eliminar toxinas es a través de la sudoración. También me hice un drenado electro linfático para estimular mis glándulas linfáticas, alrededor de los senos y en las axilas. Esto se debe a que nuestro sistema linfático es esencial para librarnos del desperdicio y de las toxinas. A veces se afecta a causa de una dieta pobre, por la falta de ejercicio y por la exposición a químicos y a radiaciones electromagnéticas, como las de nuestros celulares y el Wi-Fi. También comencé a tomar un inhibidor de la aromatasa, que detiene la conversión de la testosterona en estrógeno. Este tipo de inhibidores suelen utilizarse para reducir el estrógeno en los pacientes con cáncer de mama después de la cirugía, pero tomé una versión herbal que me funcionó bastante bien.

Obviamente, no me agradó haber tenido un desequilibrio hormonal que pudo llevarme a tener serios problemas si no lo atendía, pero me sentí agradecida de haber encontrado la causa de mis síntomas. Es por eso que comprendo lo frustrante que puede ser tener molestos síntomas que no reconoce el profesional médico cuando nos dice que todo está bien.

Recuerda: *si tienes síntomas, las cosas no están bien. Tu cuerpo está desequilibrado.* Si te sientes preocupado, habla con un médico que tenga conocimiento especializado en hormonas bioidénticas o en desequilibrios hormonales.

Casos de estudio

Ahora que entiendes cómo funcionan las diversas hormonas, permíteme darte algunos ejemplos de pacientes de la vida real, para que veas cómo pueden ayudar.

Tensión premenstrual: Cassie

Cassie, una mujer de 28 años, sufría terribles molestias premenstruales cada mes. Eran tan incapacitantes, que debía faltar al trabajo, se sentía de malas, cansada y débil. Vomitaba seguido por la severidad de los síntomas. Cuando llegaba el periodo, padecía dolores terribles y se sentía pésimo. Su ciclo era regular, de 28 días, y no tenía otros problemas médicos.

Recomendé a Cassie el uso de una crema de progesterona dos veces al día durante los días 18 a 28 del ciclo menstrual. Después del primer ciclo en que usó la progesterona, sus síntomas fueron menos severos, dejó de vomitar, pudo ir al trabajo y no tuvo que consumir ningún analgésico. Después de tres meses, no tenía ninguna molestia. Fue una experiencia que le cambió la vida.

Menopausia: Linda

Linda, de 54 años, pasó la menopausia a mediados de su cuarta década. Se sometió a una TRH durante un tiempo, pero su médico la detuvo dos años antes de que ella me visitara porque en su familia había antecedentes de coágulos en los pulmones y de accidentes cerebrovasculares. Ella no tenía problemas. Al consultarme se sentía realmente cansada y poco femenina. Tenía cero deseo sexual y, con un esposo más joven, esa parte de su vida no estaba bien del todo. Tenía algunos bochornos, dormía bien y podía concentrarse en el trabajo.

Revisé los niveles sanguíneos con algunas pruebas y también descubrí que sus niveles naturales de estrógeno, progesterona y testosterona eran muy bajos. Iniciamos con una tableta y una buena cantidad de *biest*, progesterona y testosterona y los síntomas disminuyeron. También hicimos una prueba metabólica de estrógeno en la orina que mostró niveles bajos de 16-alfa-hidroxiesterona y altos niveles de 2-hidroxiesterona, así que Linda tenía bajas probabilidades de padecer cáncer de mama, coágulos o derrames cerebrales.

Perimenopausia: malhumor y fatiga: Sandra

Sandra tenía 46 años y su falta de deseo sexual estaba afectando su vida. Se sentía muy decaída y débil, pero aún tenía periodos regulares.

Revisé los resultados de los análisis de sangre de Sandra y su nivel de hormona filóculoestimulante (HFE), que es la hormona de la glándula pituitaria que da a los ovarios la señal para producir hormonas. Sus niveles eran normales, y lo mismo sucedía con sus niveles de progesterona y estrógeno. Su nivel de testosterona era prácticamente nulo. Esto era la causa de su baja libido, de su malhumor y de su cansancio. Prescribí una crema de testosterona para ser usada una vez al día durante el ciclo menstrual; debía usarla en la parte interna de los brazos para ser absorbida por medio de la piel y en el área genital para estimular su libido y aumentar la sensibilidad. Después de cinco semanas, Sandra notó una mejora en sus niveles de energía, en su ánimo y en su deseo sexual. Tres meses más tarde, sus sensibilidad de clítoris y vagina regresó a su nivel normal, lo que le permitió volver a ser ella misma.

Migrañas hormonales: Kelly

Kelly, de 42 años, tenía periodos regulares, pero sufría migrañas a medio ciclo menstrual, y justo antes de que comenzara su periodo. También se sentía malhumorada, comía mucho y estaba pasada de peso. Además, se sentía un tanto ansiosa.

Su nivel de HFE era normal, lo que demostraba que no se hallaba en la menopausia. Sus niveles de testosterona, de DHEA y de progesterona eran normales. Su estrógeno eran diez veces superior a sus niveles de progesterona. Los altos niveles de estrógeno, comparados con los de progesterona, pueden causar dolores de cabeza. En algunas mujeres, los bajos niveles de estrógeno también pueden causar dolores de cabeza. Comencé a tratar a Kelly con crema de progesterona dos veces al día, aplicada de los días 12 al 28 de su ciclo y, después de seis semanas, sus dolores de cabeza habían mejorado bastante. Sin embargo, todavía tenía dolores de cabeza durante los periodos. Usó la crema del día 12 al 28 y del día uno al cinco del periodo, y después de tres meses, los dolores de cabeza aún estaban ahí, pero habían mejorado bastante. Ya no le impedían estar activa.

Miomas: Holly

Holly, de 35 años, tenía un historial de periodos abundantes y miomas. Sus miomas habían crecido durante los últimos dos años y sus periodos eran más abundantes cada vez, con coágulos. Esto

afectaba su vida porque le preocupaba salir en esos días por la posibilidad de sufrir un accidente. El sangrado abundante le estaba
produciendo anemia. Probó colocándose un dispositivo intraute-
rino con hormonas para reducir el sangrado, pero no lo toleraba
debido al tamaño de los miomas en su vientre. Había consultado
a un ginecólogo que le había recomendado hacerse una histerectomía. Sin importar lo anterior, Holly no quería cancelar definitivamente la posibilidad de ser madre.

Hablé con ella de la posibilidad de someterse a un tratamiento
alto en progesterona para ayudarle a aliviar sus síntomas. Sus análisis de sangre mostraron un alto nivel de estradiol y uno bajo de
progesterona. Los altos niveles de estrógeno no estaban equilibra-
dos por la progesterona, por lo que esto contribuía al aumento del
sangrado y al crecimiento de los miomas. Después de tres meses de
usar la progesterona en tableta a lo largo del ciclo —tomando una
cantidad menor de los días 1 a 14 y mayor del día 15 al 28— el sangrado era mucho menor y los periodos regulares. Un ultrasonido
mostró que los miomas se habían reducido y que el recubrimiento
del útero era de un grosor normal. Tomaba hierro y, debido a que
el sangrado era menor, su anemia había cedido.

Bochornos y sudores nocturnos: Carole

Cuando Carole me visitó, tenía 54 años y su último periodo había
tenido lugar una año atrás. Había tratado con la TRH convencional pero no le ayudó en lo más mínimo. Su problema principal
eran los bochornos que le daban cada media hora y los sudores
nocturnos que afectaban su sueño todas las noches. Su estado de
ánimo no tenía mayor problema. Tenía dolores de cabeza y se sentía cansada todo el tiempo. Los bochornos era vergonzosos cuando
la abrumaban estando fuera. Su deseo sexual era bajo.

Los niveles de HFE eran altos. Sus niveles de estradiol bajos y lo
mismo sucedía con los niveles de testosterona y progesterona. Esto
indicaba que estaba en la menopausia. Comencé a tratarla con una

crema que contenía biest, progesterona y testosterona, que debía usar dos veces al día todos los días. Después de cuatro semanas, los bochornos prácticamente habían desaparecido, excepto por algunos que le sobrevenían por la noche. Dormía mejor pero todavía sufría de dolores de cabeza. Eso sí, su nivel de energía aumentó. Subimos la dosis después de ocho semanas y entonces desaparecieron los sudores nocturnos llevándose consigo los dolores de cabeza. Su energía volvió a la normalidad.

Incontinencia urinaria: Brenda

Brenda, de 56 años, no había tenido un periodo menstrual en dos años. Padecía de severa resequedad vaginal y no podía tener sexo debido al dolor que le provocaba. Para empeorar aún más las cosas, tenía incontinencia urinaria todos los días, lo que significaba que tenía que usar protectores todo el tiempo. Su libido era bajo y su estado de ánimo, plano.

Brenda tenía un alto nivel de HFE, lo que mostraba que estaba en la menopausia y tenía niveles casi indetectables de estradiol, progesterona y testosterona. Comencé a tratarla con una crema que contenía una mezcla de estradiol, progesterona y testosterona, a usarse todos los días durante dos semanas. También le receté Vagifem, que son óvulos vaginales de estrógeno bioidéntico, para ayudar al tejido vaginal. Usó los óvulos todos los días durante dos semanas y luego tres veces a la semana. Pasados tres meses, sus tejidos vaginales habían mejorado. Tenía menor incontinencia urinaria y podía mantener relaciones sexuales con su esposo. Su ánimo y su deseo sexual también habían mejorado.

Dolor y artritis: Debbie

Debbie de 52 años había pasado cuatro años sin periodo. Le dolían las articulaciones, las caderas y la espalda. Le habían diagnosticado osteoartritis severa y síndrome del túnel carpiano. También sufría de bochornos, fatiga e insomnio.

Sus niveles de HFE eran altos, los de estradiol eran bajos, lo mismo que sucedía con sus niveles de testosterona y progesterona. Probamos sus niveles de vitamina D, y fueron bajos. Su nivel de DHEA también era bajo. Las pruebas de densidad ósea revelaron que tenía osteoporosis leve. Comenzó un tratamiento con una tableta de biest, progesterona, testosterona y DHEA dos veces al día, y tomó vitamina D por tres meses. Tras cuatro semanas, Linda tenía menos dolor en las articulaciones y su síndrome del túnel carpiano había mejorado, de modo que tomaba menos analgésicos. Tenía más energía, se sentía más alerta y los bochornos habían disminuido.

Poca energía y cansancio: Sabrina

Sabrina es una mujer de 36 años con periodos regulares pero muy abundantes. Además padece fatiga. Su energía era baja a pesar de que comía bien. Se ejercitaba pero sólo una vez a la semana, puesto que tenía un trabajo exigente y una vida social muy activa. Su deseo sexual y humor eran buenos. Tenía algunos síntomas premenstruales, pero no eran muy severos.

Sabrina tenía niveles normales de las hormonas femeninas. Su nivel de DHEA era bajo. El DHEA puede convertirse en testosterona, lo que también ayuda a la energía. Sustituimos el DHEA y, después de tres meses, sus niveles de energía habían mejorado.

Poca energía y bajo deseo sexual en un hombre: Ryan

Ryan es un hombre de 54 años que cada vez se cansa más y acumula grasa en el abdomen. Ya no puede mantener una erección y su libido ha disminuido. Está casado y su relación sufre por esto. A no ser por esto, está en buena condición física y come bien, además de ejercitarse con regularidad.

Probé los niveles hormonales de Ryan y su DHEA era normal, pero su testosterona estaba en el límite inferior del rango normal. Reemplazamos su testosterona con una crema, se sintió mejor en tres meses y fue capaz de recuperar su deseo sexual. También bajó tres kilos y medio.

Espero que te des cuenta de que los problemas derivados de los desequilibrios hormonales pueden tratarse exitosamente con la prescripción correcta de hormonas, diseñadas para cada individuo y sus necesidades, lo que tiene beneficios adicionales para la salud. Tener síntomas molestos en la menopausia o experimentar periodos erráticos y dolorosos, no es algo que tengas que soportar. Equilibrar tus hormonas también puede ayudarte a retardar los efectos del envejecimiento y a mejorar tu estado de ánimo y tu energía.

CONCLUSIÓN

Bien hecho! ¡Te felicito por haber llegado al final del libro! Si ya completaste el plan de purificación de energía sé que terminaste por sentirte mejor que nunca. Estoy orgullosa de ti y tú también debes estarlo —orgullosa por el compromiso que hiciste al tomar la responsabilidad de tu bienestar.

Esto es sólo el principio. Ahora necesitas mantener tu maravilloso trabajo para seguir sintiéndote bien. No siempre será fácil cuando se tiene una vida ajetreada que tiende a meterse en el camino. Lo bueno es que has construido un cimiento sobre el que se pueden construir nuevos hábitos. Ahora la consistencia es clave para convertir estos hábitos en parte de tu rutina. Los buenos hábitos te ayudarán a tomar decisiones saludables a largo plazo, por lo que seguirás sintiéndote bien y lleno de vitalidad. Para continuar, te ofrezco un resumen de lo que debes recordar para no salirte del plan:

Reglas para mantener el cansancio a raya y para sentirte lleno de vitalidad de por vida

1. Los pequeños cambios hacen una gran diferencia.
   Como dice el dicho: Roma no se construyó en un año. Hay mucha información en este libro y mucha de ésta puede ser

nueva para ti. No quiero que trates de implementar todo de una vez y que te sientas abrumado.

Como dije al principio, soy igual que tú. A pesar de ser experta en esta área, a veces no logro resistirme a las barras de chocolate o a consumir comida para llevar de vez en cuando. Y claro que también a veces me voy de pinta del gimnasio. Es un reto hacer cambios cuando éstos nos llevan a sentir de manera muy distinta a nuestras costumbres (estamos acostumbrados a la gratificación instantánea). Además, los medios, los principales proveedores de alimentos y los supermercados nos ofrecen constantemente mensajes contradictorios.

Puede parecer abrumador el verte a ti mismo y pensar en ir de donde estás hoy hasta donde quieres estar, es decir, hasta ser sano y estar en forma. Por eso te recomiendo que te propongas metas pequeñas y asequibles en lugar de fijarte en la montaña que debes ascender.

Por ejemplo, trata de no pensar en pasar de tu nivel actual de condición física a correr un maratón. Más bien piensa en cómo ir de donde estás hoy a caminar 10 minutos al día durante una semana. Luego puedes aumentar la sesión a 20 minutos en la semana, y después a 30, con pequeñas rachas de carrera, tal vez. Divide tus objetivos mayores en pequeñas partes para que te resulten más tangibles y realistas. Es posible llegar a cualquier meta, sólo debes comenzar el viaje dando un solo paso.

2. Tómate tu tiempo.

Te llevará tiempo poner en orden tu salud y vitalidad. Eres un trabajo en progreso. Todo lo somos. Si decides que mañana pasarás de estar tirado en tu sofá viendo televisión y comiendo pastel a convertirte en un vegano de tiempo completo, amante del yoga y de la meditación, estarás allanando el camino para tu fracaso. Se requiere de tiempo para que los hábitos nuevos se formen. Por eso es mejor establecer objetivos pequeños y asequibles. Apegarse a ellos es clave para el éxito. Elije uno o dos cambios por semana y sé consistente. Cuando ya no se te dificulte cumplir con ellos, agrega otro cambio. Sé comprensivo contigo mismo y ejerce la paciencia con tu cuerpo y mente. Llegarás a la meta.

3. Sintoniza con tu cuerpo.

Es importante entrar en sintonía con tu cuerpo y aprender a reconocer los mensajes que te manda. Cuando estoy agotada, se me antojan naranjas, que están llenas de vitamina C, o el jengibre, que tiene propiedades naturales antiinflamatorias. Otras veces puede que se me antoje una sopa de vegetales rica en nutrimentos. Cuando estoy cansada, suele tener antojo de betabel, el cual puede ayudar a aumentar los niveles sanguíneos y, por lo tanto, mejora la energía. Cuando siento dolor, sé que mi cuerpo me pide estirarme y relajarme. Con el paso de los años he aprendido a convertirme en la experta en mí misma. Mucho antes de que se me diagnosticara con un alto nivel de estrógeno en el cuerpo, ya sabía que tenía algún desequilibrio de tipo femenino, debido a que estaba teniendo síntomas como dolor en la pelvis y tensión premenstrual. Me dan dolores de cabeza cuando no duermo bien o cuando estoy deshidratada. Ahora comprendo cómo funciona mi cuerpo y, aunque sé que tengo la ventaja de ser médico entrenada en medicina integral, creo que cualquiera puede aprender a escuchar lo que su cuerpo le dice para llegar a comprenderse mejor.

Se requiere de tiempo, meditación y mucha honestidad contigo mismo para notar los patrones que tienen lugar en tu cuerpo. Un método útil consiste en mantener un diario en el que registres tus estados de ánimo y lo que comes, como se mencionó en el capítulo ocho (ver página 86). Mantén un registro de lo que comes y de cómo te sientes física y mentalmente. Por ejemplo, si después de comer un pastel de chocolate te sientes cansado y con una sensación de vacío en el estómago, sabes bien que el pastel no le está cayendo muy bien a tu cuerpo que digamos.

4. Nadie debe preocuparse más por ti que tú mismo.
Ésta es la verdad. Tu médico, los amigos y la familia pueden ayudarte a lo largo del camino, pero a nadie deben importarle más las cosas que a ti mismo. Tu salud es la prioridad número uno. Puede que esto sea contrario a tu anterior forma de vivir, en la que probablemente has puesto a los otros antes que a ti mismo, pero elegiste este libro por alguna razón —porque sabes que tu salud no es tan buena como debería ser, o porque no te sientes tan bien como sabes que podrías sentirte.

Todos somos culpables de pensar que las enfermedades serias no nos atacarán, pues se trata de cosas que suceden a otros y así terminamos por volvernos complacientes. Desafortunadamente, debido a la naturaleza de mi trabajo, sé que esto no es verdad y lo he atestiguado de primera mano, en más ocasiones de las que me gustaría recordar. He visto cuan devastadora y dolorosa puede ser la llegada de una enfermedad. Cuando tú o un ser querido enferma, todo cambia. El cuidado y el velar por tu nutrición puede evitar que esto suceda, así que no hay excusa para no asumir el control y la responsabilidad de hacer cambios *ahora*, antes de que sea demasiado tarde.

5. Trabaja con base en la regla 70/30.
Si te portas bien y comes bien, si te ejercitas y manejas tu estrés durante 70 por ciento del tiempo, entonces tu "saldo

de bienestar" permanecerá en números negros. Esto equivale a cuidarte cinco días a la semana, para que los otros dos días puedas comer algo para llevar, un poco de vino, pastel o chocolates. No suena tan mal, ¿no? Todo es cuestión de equilibrio y de cuidar tu salud sin que esto se convierta en una loza. Sinceramente pienso que si te fijas en tu salud muy bien 70 por ciento del tiempo, no importa gran cosa qué hagas el resto del tiempo, claro, dentro de límites razonables. Por esa razón, puedes relajarte y pasarla bien.

6. El ejercicio.

Mantener tu cuerpo en movimiento es la mejor manera de sentirte lleno de vitalidad, de energía y de vida. La Organización Mundial de la Salud recomienda hacer media hora de ejercicio al día, cinco días a las semana. Esto es un buen comienzo, aunque sólo se trate de caminar. Es bueno tratar de alternar el ejercicio cardiovascular y los ejercicios básicos que se relacionan con la postura y el equilibrio, como el yoga y el Pilates. Salir a caminar contribuye a tu bienestar físico. Además, esta sencilla sesión de ejercicio tiene la ventaja de que te lleva al aire fresco.

7. Manejo del estrés.

Dedica tiempo todos los días a relajarte y desestresarte, incluso si lo haces durante 10 minutos. No olvides llevar a cabo tus ejercicios de relajación y respiración. Pasar algo de tiempo haciendo algo que te gusta es benéfico y no necesariamente autoindulgente. ¡Así que reserva tiempo para leer, para darte un masaje, para darte un baño relajante o para bailar! Recuerda que cuando te siente feliz y libre de estrés, funcionas óptimamente para dar lo mejor de ti a otros, así que no te sientas mal por ello.

8. Suplementos.

Como regla, consume un buen suplemento multivitamínico derivado de los alimentos al día. También consume aceites de pescado omega-3, un probiótico y suplementos de vitamina D. Tales son los básicos. Para alguien que está saludable y en forma, esto debe bastar. Si tienes mayores problemas de salud entonces puede que requieras de suplementos adicionales. Por ejemplo: si estás decaído, puede que te beneficies al consumir un extra de vitaminas B. Algunas personas se sienten mejor si toman además un antioxidante para mejorar un sistema inmunológico que no funciona al cien por ciento. Si necesitas más consejos sobre los suplementos, contacta con un profesional de la salud que, como yo, esté entrenado en medicina integral, en medicina funcional o en naturopatía. De este modo, la persona a quien consultes comprenderá los beneficios que brindan los suplementos y cuáles pueden ser tus necesidades. Recuerda que tu médico convencional juega un papel importante y esencial en el tratamiento de las enfermedades, pero que no necesariamente fue entrenado para comprender los beneficios de los suplementos y cómo funcionan, así que no siempre son la mejor opción para tratar estos temas.

9. Sé amable contigo mismo.

De ves en cuando, todos tenemos etapas de indulgencia. Recuerda que se trata de algo temporal y no te castigues. Mejor limítate a seguir adelante. Por ejemplo, si vas de vacaciones, o si es navidad o tu cumpleaños, goza. Puedes sentirte cómodo al saber que dispones ahora de las herramientas necesarias para volver al buen camino, una y otra vez. También llegarán momentos en que te sentirás agotado y mal. Cuando esto suceda, es importante descansar y tomar suplementos extra de sauco, zinc, vitamina C y beta glucagón para mejorar el funcionamiento de tu sistema inmunológico. En cualquier momento puedes volver a la senda saludable con una semana de "comer limpio" si sientes que tu energía o salud requieren de ayuda. También puedes hacer el plan de tres semanas para lograr una limpieza más profunda.

10. Tu salud es una combinación de cuatro factores clave.
De acuerdo con mi experiencia, no puedes tener una salud ideal a menos que combines ejercicio, nutrición, manejo del estrés y eliminación de vicios. Por ejemplo, puedes comer verdaderamente saludable, ir al gimnasio cinco veces a la semana y hacer yoga para el estrés, pero si bebes alcohol como loco o fumas, simplemente no lograrás tener una salud óptima. Igualmente, si eres fanático del gimnasio, si cuidas el estrés, no fumas ni bebes pero vives de la comida chatarra, entonces tampoco estarás sano. Las cuatro áreas merecen atención y deben ser atendidas para llegar a la salud total. Recuerda: el azúcar es un vicio tan nocivo como el cigarro o el consumo excesivo de alcohol, y debe ser administrada y restringida de la misma manera.

11. Otros desequilibrios.
Pueden existir otros desequilibrios que deben ser corregidos, especialmente si, después de seguir el plan de purificación energética de tres semanas, no te sientes cien por ciento bien. Por ejemplo, puede darse un desequilibrio adrenal, químico u hormonal. Esto normalmente requiere de mayor investigación y de una consulta más honda y personalizada. Si esto te preocupa, por favor entra en contacto con un profesional de la salud holística. Lo más importante al elegir un profesional de la salud es que sientas que te comprende y que haces conexión positiva. Debes sentir que el profesional trata tu condición apropiadamente, con una buena combinación

de conocimiento médico convencional y una aproximación más natural.

12. No olvides cómo te sentías antes.

¿Recuerdas cómo te sentías antes de embarcarte en este programa, o cómo te sentías cuando tu salud estaba peor que nunca? A veces, cuando nos sentimos muy bien o incluso bien a secas, olvidamos cómo eran las cosas antes y se hace más difícil motivarnos para realizar esos cambios clave en el estilo de vida. Si recuerdas la época en la que peor te sentías y piensas en qué tan diferente era tu estilo de vida entonces, te sentirás motivado para seguir implementando cambios positivos en tu vida. Reconoce esto y reafirma el compromiso.

13. Recuerda por qué es esto importante para ti.

¿Qué quieres de la vida? ¿Qué metas quieres cumplir? ¿Se trata de obtener un mejor trabajo, de conocer a una pareja, de viajar más, de ver a tus niños o nietos crecer y tener familias propias? Sean cuales sean tus esperanzas y sueños personales, debes estar en forma y bien para hacer que se vuelvan realidad y experimentar todo lo que deseas.

¿Cómo quieres sentirte? ¿Feliz, lleno de energía, exitoso, amante y amado, orgulloso de ti mismo? Pasa tiempo todos los días visualizando esto y siente las emociones que te provoca. Aférrate a estas sensaciones para mantenerte motivado y alcanzar tus metas. Este tipo de recursos suelen utilizarse en los equipos deportivos para mejorar los resultados. Las investigaciones han demostrado que si un grupo sólo practica, digamos los tiros, en tanto que otro grupo no practica sino que se limita a visualizarse disparando y anotando a la perfección, los mejores resultados los tendrá el grupo que visualizó pero no practicó. Esto demuestra lo poderosa que es la mente cuando se trata de guiarnos a nuestros objetivos.

¿Quién quieres ser para tu familia y para tus seres queridos? ¿Alguien a quien respeten, que les enseñe buenos hábitos y que ponga un ejemplo extraordinario e inspirador? Puedes ser todo esto y más, si estás dispuesto a trabajar en ello. Usa tus respuestas para seguir inspirado y para acercarte cada vez más al objetivo.

14. Piensa en qué drena tu energía.
Además de comer bien, de ejercitarte y de tomar suplementos, debes considerar otros factores que pueden estar influyendo en tu pérdida de energía. Por ejemplo, puede ser que tu cuerpo deba enfrentar los elementos contaminantes, o puede que estés reaccionando a los químicos que usas en tu casa, a los productos de belleza o a tu ropa. Es importante tratar de minimizar todas estas posibilidades. ¿Recuerdas que en el capítulo 7 discutimos cómo los químicos del cuerpo predicen bastante bien tu salud futura, tu grado de obesidad y de enfermedad? Esto es verdaderamente importante. Cambia a productos de belleza o de limpieza doméstica libres de químicos, hasta donde sea posible. Existen en el mercado productos fantásticos para el cuidado de la piel, maquillajes y demás que están libres de químicos. Puede que sean un poco caros, pero vale la pena invertir en ellos para mejorar tu salud.

Después, piensa en los factores psicológicos y emocionales que pueden estar drenando tu vida. Puede tratarse de gente negativa que te afecta, de tu empleo, o hasta de la tendencia a pensar en lo que no tienes más que en lo que tienes. Cuando estás en una situación difícil, tu nivel de energía se ve seriamente afectado. Trata de dar pequeños pasos para la resolución del problema y soluciona las cosas poco a poco. Si esto no es posible, replantea el asunto de distinta manera. Por ejemplo, si no te gusta tu trabajo, recuerda que te ayuda a pagar las cosas divertidas que haces el fin de semana y que gracias a él puedes tomar unas vacaciones maravillosas. Si alguien está drenando tu vida, trata de alejarte, o minimiza el tiempo que pasas con esta persona. Si esto no es posible, agradece que te estén enseñando a ser paciente y a tolerar, pues así te conviertes en mejor persona.

15. Primero piensa en ti.

Puede que tengas compromisos familiares, laborales, con los amigos, pero de vez en cuando necesitas reservar tiempo para estar contigo mismo. Si no estás en buena forma, no tendrás la energía y el espíritu necesarios para hacer bien todo lo que debes hacer. Nunca me siento culpable al reservar tiempo para mí misma. Normalmente me concedo tiempo para ver la televisión o alguna película, para ver a los amigos o para dar una larga caminata. Sé que al sentirme bien y relajada puedo dar lo mejor de mí a mis amigos, familia y pacientes. Lo más importante: me doy lo mejor a mí misma y soy la mejor versión posible de mi propio ser. No se trata de egoísmo: se trata del mejor regalo que puedes darte a ti mismo y a quienes amas.

16. Elimina lo malo.

Por experiencia, sé que a veces es indispensable eliminar los malos hábitos para que lo bueno pueda mostrarse en pleno. Déjame darte un ejemplo. He consumido jugos durante años, por lo que he consumido más de cinco porciones de frutas y verduras al día. También he tomado varios suplementos. Sin embargo, al principio no notaba los beneficios. Es fácil pensar que los bueno no está funcionando. Pero cuando corté de tajo mis malos hábitos, todo cambió. Eliminé el azúcar y reduje mi ingesta de trigo y lácteos. Entonces empecé a sentirme mucho mejor. Así es la vida. Si puedes ajustarte a la regla del 70/30 y asegurarte de comer limpio de cuatro a cinco días a la semana, *notarás* la diferencia.

17. Sigues siendo tú, aunque estés sano.
    Una muy buena parte de nuestra identidad está vinculada a nuestra forma de socializar. Me tomó mucho tiempo darme cuenta de que podía ser divertida y saludable. Puede que sientas que no serás la misma persona si no bebes cinco copas al salir por la noche, o que tus amigos piensen que eres aburrido si dejas de fumar o si comes mejor o si pasas de largo las papas fritas. Sigues siendo tú, pero eres una versión mejorada de ti mismo. "Saludable" no equivale a "aburrido". De hecho, tendrás tanta energía que serás la persona más divertida de la reunión, con o sin bebidas alcohólicas de por medio.

18. ¿Cuál es el cambio que más resistencia te hace oponer?
    Una vez escuché que un colega decía a sus pacientes que debían pensar en el cambio que más resistencia les inspiraba, para así darse cuenta de qué cambio es justamente el que más beneficiaría su salud y bienestar. Esto hizo completo sentido para mí porque es cierto.
    Piénsalo: ¿qué cambio benéfico para tu salud te inspira mayor aversión, a pesar de que sabes que sería bueno para ti?
    En mi caso, se trataba del ejercicio y de levantarme más temprano. Mi dieta es buena, consumo suplementos y manejo bien el estrés, pero suelo encontrar pretextos para evitar el gimnasio, pues prefiero pasar la mañana recostada. Me gusta decirme que, debido a que como bien y a que tomo mis suplementos, no necesito ejercitarme tanto. Sin embargo, sé que esto no es necesariamente cierto (ver el punto número 10 en la página 279). En el fondo sé que esto haría la mayor diferencia para mí en cuanto a la mejora de mi salud, pero

sigo convenciéndome de que no tengo tiempo para hacerlo porque sé del mucho trabajo que me costará echar a andar las cosas, y cuánto tiempo me llevará mejorar mi condición física.

Así que es importante ser verdaderamente honesto contigo mismo sobre qué estás evitando y por qué. Si quieres aumentar tu energía y lograr una salud verdaderamente buena, tienes que hacer lo que menos te gusta. ¿A qué te estás resistiendo? Esto es justamente lo que más beneficios te traería. Este planteamiento puede aplicarse a prácticamente cualquier aspecto de tu vida y causará transformaciones mayores. Si sólo te quedas con un consejo de este libro, éste es el que te conviene elegir.

19. Lleva a cabo el plan de purificación energética de tres semanas de forma regular.

    Cuando te sientas agotado o letárgico, o cuando los excesos de la vida se hayan atravesado en tu camino, pon en práctica el plan de purificación de tres semanas para echar a andar de nuevo tu metabolismo y renovar tu energía. Recomendaría seguir el plan al menos una vez cada seis meses. Si te sientes exhausto o mal y tienes la impresión de que necesitas un empujoncito, "come limpio" una semana, lo que equivale a poner en práctica el objetivo de la primera semana del plan general.

20. Consigue apoyo.

    Es increíblemente difícil cumplir tus metas y ser sano si careces de apoyo. Curiosamente, suele ser la gente más cercana a uno la que no nos apoya. No es que no les importe, sino que suelen mostrarse reticentes al cambio y les preocupa que, al cambiar, dejes de ser la misma persona o que dejes de sentir lo que sientes por ellos. Si no encuentras el apoyo en casa, consigue amigos que puedan ayudarte en tu nueva búsqueda de la salud, o únete a un grupo en línea como el que ofrezco a mis clientes. Esta es la razón por la que la gente que se une a grupos para la reducción de peso, etc., suele tener mejores resultados que quienes tratan de hacer todo solos. Encuentra al menos una persona que te apoye y que pueda celebrar tus victorias o consolarte cuando te salgas del buen camino. Si no pueden encontrarse en persona, las llamadas y los mensajes de texto pueden ser muy útiles también. El saber que hay alguien que siempre estará ahí para ti, fortalecerá tus propósitos y te asegurará la obtención de mejores resultados.

21. La consistencia es clave.

    He participado en retiros de desintoxicación en el extranjero, he gastado mucho dinero, comido extraordinariamente bien y me he ejercitado como demonio para luego volver a mi estilo de vida habitual. Me di cuenta de que esto era inútil. ¿De qué sirve ser saludable durante una semana para luego pasar las otras 51 semanas del año comiendo papitas? Nada de bueno hay en eso. La consistencia es clave. Trata de implementar cambios pequeños *cada día*, cambios que vayan sumando para mejorar tu salud.

22. Procura "comer limpio" al menos dos o tres días a la semana.

    La mejor forma de mantener tu salud y bienestar es comer limpio dos o tres veces a la semana, aunque es mejor hacerlo por cuatro o cinco días si tratas de mejorar realmente tu salud. Esto dará a tu cuerpo el tiempo necesario para sanar de cualquier tensión a la que lo sometas comiendo productos como los lácteos, el trigo o los alimentos y bebidas procesados. El constante consumo de estos productos, cada día y sin descanso, hace que el cuerpo nunca pueda reponerse, lo que puede llevar a sentirse inflamado y, eventualmente, a una enfermedad. Comer limpio por varios días, preferiblemente consecutivos, da al cuerpo una mejor oportunidad de regenerarse y descansar.

23. Aprende a cocinar y compra productos de tu localidad.
Es difícil saber qué contiene la comida cuando la compras ya preparada. El "fraude alimenticio" es un verdadero problema, pues no nos permite estar seguros de qué carne contienen nuestros alimentos preparados o de qué tipo de pescado contiene la pasta. Incluso han habido reclamos en el sentido de que algunos lugares sustituyen los jugos de naranja y manzana con extractos azucarados. Otros alimentos que se prestan al fraude alimentario son el aceite de oliva, el café, la miel y el azafrán. Puede que estos alimentos no sean tan puros como afirma la etiqueta. Lo mejor es comprar de un productor local al que puedas preguntar qué hay en los productos que de él adquieres.

Aprende a preparar versiones nutritivas y saludables de tus alimento favoritos. Así podrás disfrutar siempre de alimentos deliciosos y saludables sin sentirte culpable y sin preocuparte por lo que puedas estar poniendo dentro de tu cuerpo.

24. Cuando todo falle, sacúdete el fracaso y comienza de nuevo.
Nadie es perfecto y a veces somos muy duros con nosotros mismos. No es fácil cumplir con los planes de salud en la vida cotidiana cuando éstos no son naturales en tu vida. Recuerda que *sólo estamos haciendo lo mejor posible dadas las circunstancias y el momento*. En lugar de castigarte, recuerda que todos somos humanos y solemos salirnos del buen camino de vez en cuando. Lo mejor es sacudirte las culpas y empezar de nuevo. Si has resbalado recientemente o si has tenido un periodo de excesos, come limpio una semana y vuelve a empezar con el programa de purificación energética una vez más.

Espero que este libro te haya ayudado a darte cuenta de que conseguir una buena salud y bienestar es más fácil de lo que pensabas, y de que existen profesionales de la salud entrenados que están comprometidos con tu bienestar y pueden guiarte a lo largo de este camino.

Te deseo lo mejor de lo mejor en cuanto a salud y felicidad. ¡Que siempre dispongas de la energía que mereces para disfrutar tu vida!

RECURSOS
LECTURAS RECOMENDADAS

Atkinson, Mark, *The Mind–Body Bible*, Londres, Piatkus, 2007.

Barnouin K, Freedman, R., *Skinny Bitch*, Aguilar, México, 2013.

Carr, Kris, *Crazy Sexy Diet: Eat Your Veggies, Ignite Your Spark, and Live Like You Mean It!*, Connecticut, Skirt!, 2011.

Corrett, N, y Edgson, V., *Honestly Healthy: Eat with your Body in Mind, the Alkaline Way*, Londres, Jacqui Small LLP, 2012.

Gluck, M, y Edgson, V., *It Must Be My Hormones*, Londres, Penguin, 2010.

Junger, Alejandro, *Clean: The Revolutionary Program to Restore the Body's Natural Ability to Heal Itself*, Londres, HarperOne, 2012 (Bajo nuestro sello editorial como *Intestino sano vida sana*).

Lipman, Frank, *Revive! End Exhaustion & Feel Great Again*, Londres, Hay House, 2012.

Moritz, Andreas, *The Liver and Gallbladder Miracle Cleanse*, Berkeley, Ulyses Press, 2009.

Ornish, Dean, *The Spectrum: A Scientifically Proven Program to Feel Better, Live Longer, Lose Weight and Gain Health*, Nueva York, Ballantine Books, 2007.

Penman, D, y Williams, M., *Mindfulness: A Practical Guide to Finding Peace in a Frantic World*, Londres, Little Brown, 2011.

Pinnock, D., *The Medicinal Chef: Eat Your Way to Better Health* Londres, Quadrille Publishing Ltd, 2013.

Reiss, Uzzi, *The Natural Superwoman: The Scientifically Backed Program for Feeling Great, Looking Younger, and Enjoying Amazing Energy at Any Age*, Nueva York, Avery Publishing Group, 2008.

Robbins, John, *Healthy at 100: The Scientifically Proven Secrets of the World's Healthiest and Longest-Lived Peoples*, Nueva York, Ballantine Books, 2008.

Somers, Suzanne, *I'm Too Young for This!: The Natural Hormone Solution to Enjoy Perimenopause*, Nueva York, Harmony, 2013.

Suplementos: fuentes reputadas que suelo utilizar regularmente

Suplementos Bionutri: www.bionutri.co.uk. Regularmente uso su productos Ecodophilus, Ecobalance y Ecogest para curar el síndrome del intestino permeable y para ayudar a quitar la cándida.

Higher Nature: www.highernature.co.uk. Esta compañía fabrica suplementos de buena calidad, y su oferta va desde los multivitamínicos a los suplementos específicos que pueden apoyar al pelo, la piel, los huesos y el sistema inmunológico, por mencionar sólo algunos usos.

Nutri Supplements: www.nutri-online1.co.uk. Se trata de una marca que ofrece suplementos de alta calidad y que también está comprometida con la enseñanza y entrenamiento de los practicantes. Producen "alimentos médicos de reemplazo", malteadas, suplementos para apoyar el funcionamiento de las glándulas adrenales y vitaminas, minerales y suplementos de aceite de pescado de buena calidad.

Planet Health: http://uk.planethealth.com.au. Puedes conseguir buena spirulina y otros suplementos de su línea Lifestream.

Revital: www.revital.co.uk. Tienen una buena variedad y calidad en sus suplementos.

Spatone: un suplemento ligero de hierro que produce menos efectos gastrointestinales.

Genova Diagnostics: www.gdx.net y www.nelsonsnaturalworld. com. Venden productos para la detección de la cándida, del intestino permeable, de parásitos y bacterias y para el diagnóstico del síndrome de fatiga adrenal y del intestino irritable.

Yoga y mindfulness

Brown, Christine, *The Yoga Bible*, Londres, Godsfield Press, 2009.

Fraser, Tara, *The Easy Yoga Workout*, Londres, Watkins Publishing LTD, 2010.

Headspace: www.getsomeheadspace.com. Se trata de una aplicación gratuita para meditar diariamente.

Kabat-Zinn, John, *Guided Mindfulness Meditation*, cd de audio, Louisville, Sounds True Inc., 2005.

Maya Fiennes: www.mayaspace.com.

Simply Yoga: una aplicación gratuita que contiene rutinas de 20, 40 y 60 minutos que puedes seguir con tu teléfono android o desde tu tableta.

The British Wheel of Yoga: www.bwy.org.uk. Un sitio para aprender sobre el yoga y para buscar maestros en el Reino Unido.

Yoga Journal – www.yogajournal.com. Un sitio en línea que analiza varias posturas y secuencias.

RECONOCIMIENTOS

Soy extremadamente afortunada al contar con una red de apoyo conformada por familiares, amigos y colegas. A mi hermana Zairah: me alegro de que nos hayamos convertido en tan buenas amigas conforme crecimos. Finalmente encontré un hermano en Steven.

Tengo amigos adorables y que son la familia que elegí tener en mi vida. Temi Odetoyinbo, Martin Edwards, Gareth Cooze-Rees: son mis rocas y los amo. Gracias por todo lo que hacen por mí ¡y por aguantarme cuando trabajo duro! Otras personas que me han apoyado con su cariño y cercanía en el parto de este libro son: la tripulación del Club de Vuelo/REPC, Sarah Lane, Lindsay Millward, Lucy James Ian Collings y Tony Munoz, así como Angela Dwyer, por estar conmigo el día en que descubrí la medicina integral y cuando elegí mi camino. A todos mis amigos que no he podido mencionar: esto no significa que los ame menos; estoy agradecida de tenerlos en mi vida.

A mis socios Cheryl Bass, de I AM A WOMAN, a Kathryn Rogers, Radha Vyas, Sheilagh Blyth, Sara Tye y a todos en la agencia de relaciones públicas Redhead. En especial a Elizabeth Inniss, quien me apoyó en cada etapa del proceso de escritura de este libro.

En cuanto a quienes me ha ayudado en mi viaje por la medicina integral, el Dr. Mark Atkinson fue la inspiración cuyo libro me condujo a la medicina integral. He tenido grandes mentores, pero quiero hacer un agradecimiento especial a la Dra. Rossy Daniel, a la Dra. Wendy Denning, a la Dra, Marion Gluck y a todo el equipo de la Clínica Marion Gluck. También agradezco a mis médicos generales mentores, el Dr. Rob Morgan y el Dr. Huw Mason.

Gracias a Fiona Harrold, a Sam Jackson y Justine Taylor, y a todos en Ebury Publishing por permitirme esta maravillosa oportunidad de extender mi mensaje.

Finalmente, gracias a Russell Brand y a Noel Gallagher por hacerme sonreír y por aumentar mis reservas de energía cuando lo necesitaba. Su trabajo me ha inspirado más de lo que creen.

La cura para la fatiga, de Dra. Sohère Roked
se terminó de imprimir en enero de 2015
en los talleres de Litográfica Ingramex, S.A. de C.V.
Centeno 162-1, Col. Granjas Esmeralda,
C.P. 09810, México, D.F.